Ernährung und Bewegung – Wissenswertes aus
Ernährungs- und Sportmedizin

Hans Konrad Biesalski
Christine Graf

Ernährung und Bewegung – Wissenswertes aus Ernährungs- und Sportmedizin

Aus der Vortragsreihe der Medizinischen Gesellschaft Mainz e.V.

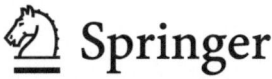

Hans Konrad Biesalski
Institut Biologische Chemie und
Ernährungswissenschaft
Universität Hohenheim
Stuttgart
Deutschland

Christine Graf
Institut für Bewegungs- und
Neurowissenschaft
Deutsche Sporthochschule Köln
Köln
Deutschland

ISBN 978-3-662-54026-8   ISBN 978-3-662-54027-5 (eBook)
https://doi.org/10.1007/978-3-662-54027-5

Die Deutsche Nationalbibliothek verzeichnet diese Publikation in der Deutschen Nationalbibliografie; detaillierte bibliografische Daten sind im Internet über http://dnb.d-nb.de abrufbar.

© Springer-Verlag GmbH Deutschland 2018
Das Werk einschließlich aller seiner Teile ist urheberrechtlich geschützt. Jede Verwertung, die nicht ausdrücklich vom Urheberrechtsgesetz zugelassen ist, bedarf der vorherigen Zustimmung des Verlags. Das gilt insbesondere für Vervielfältigungen, Bearbeitungen, Übersetzungen, Mikroverfilmungen und die Einspeicherung und Verarbeitung in elektronischen Systemen.
Die Wiedergabe von Gebrauchsnamen, Handelsnamen, Warenbezeichnungen usw. in diesem Werk berechtigt auch ohne besondere Kennzeichnung nicht zu der Annahme, dass solche Namen im Sinne der Warenzeichen- und Markenschutz-Gesetzgebung als frei zu betrachten wären und daher von jedermann benutzt werden dürften.
Der Verlag, die Autoren und die Herausgeber gehen davon aus, dass die Angaben und Informationen in diesem Werk zum Zeitpunkt der Veröffentlichung vollständig und korrekt sind. Weder der Verlag, noch die Autoren oder die Herausgeber übernehmen, ausdrücklich oder implizit, Gewähr für den Inhalt des Werkes, etwaige Fehler oder Äußerungen. Der Verlag bleibt im Hinblick auf geografische Zuordnungen und Gebietsbezeichnungen in veröffentlichten Karten und Institutionsadressen neutral.

Umschlaggestaltung: deblik Berlin,
Fotonachweis Umschlag: © Gina Sanders/stock.adobe.com,
© lassedesignen/stock.adobe.com

Gedruckt auf säurefreiem und chlorfrei gebleichtem Papier

Springer ist Teil von Springer Nature
Die eingetragene Gesellschaft ist Springer-Verlag GmbH Deutschland
Die Anschrift der Gesellschaft ist: Heidelberger Platz 3, 14197 Berlin, Germany

Geleitwort

Die Medizinische Gesellschaft Mainz widmet sich medizinisch-wissenschaftlichen Themen und fördert den Austausch der Medizin mit den Natur- und Geisteswissenschaften. Regelmäßige Veranstaltungen, in denen aktuelle Fragen der Medizin sowie der Natur- und Geisteswissenschaften behandelt werden, stellen die Verbindung zwischen den Wissenschaftlern her und zwischen Wissenschaft und Bevölkerung.

Ausgewählte und für die Bevölkerung besonders interessante Vorträge werden deshalb einer breiten Öffentlichkeit in Buchform zur Verfügung gestellt. Das vorliegende Buch widmet sich der Gesunderhaltung der Menschen durch Ernährung und Bewegung. Darüber hinaus erfahren Patienten wie sie durch Bewegung und Ernährung Krankheit und Lebensqualität beeinflussen können.

Die Autoren dieses Buches sind anerkannte Experten der Sportmedizin sowie der Ernährungswissenschaft und Ernährungsmedizin.

Frau Prof. Graf untersucht wissenschaftlich die Auswirkungen von körperlicher Aktivität und engagiert sich für den Einsatz von Sport und Bewegung in Prävention und Therapie von Erkrankungen. Ihr Beitrag zeigt den Stellenwert von Sport für die Gesundheit und die Lebensqualität. Patienten wird veranschaulicht wie sie sportlich aktiv sein können und davon in hohem Maße profitieren.

Herr Prof. Biesalski widmet sich mit seinen Arbeiten ebenfalls der Prävention und Therapie. Seine Untersuchungen beschäftigen sich mit dem Einfluss der Ernährung auf die Entstehung von Krankheiten. Sein Beitrag zeigt, was gesunde Ernährung beinhaltet und welche Risiken bei vegetarischer Ernährung, Diäten und Ernährungstrends bestehen.

Den Autoren gebührt unser ausdrücklicher Dank; ohne ihre erfolgreiche Arbeit und ausgewogene Analyse der Daten sowie der Berücksichtigung aktueller Trends wäre dieses Buch nicht zustande gekommen.

Darüber hinaus gilt unser Dank dem Springer-Verlag, insbesondere Frau Dr. A. Horlacher und Frau Y. Bell.

Des Weiteren danken wir dem Wissenschaftlichen Vorstand und Dekan des Fachbereichs Universitätsmedizin der Johannes Gutenberg-Universität Mainz, Herrn Univ.-Prof. Dr. U. Förstermann, für seine Unterstützung.

Für den Vorstand der Medizinischen Gesellschaft Mainz

Prof. Dr. Monika Seibert-Grafe und Univ.-Prof. Dr. Theodor Junginger

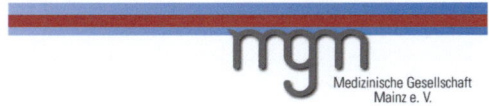

Vorwort

Im vorliegenden Buch werden die Bedeutung der Ernährung und Bewegung für die Gesundheit auf der Basis von Daten aus Wissenschaft und Anwendung dargestellt sowie die aktuellen Empfehlungen für Gesunde und Patienten besprochen.

Der Nutzen körperlicher Aktivität für Leistungsfähigkeit, Lebensqualität und langes Leben ist bei Gesunden wie auch bei Kranken belegt. Deshalb geht es im Buchbeitrag Bewegung insbesondere um das Wie und Was und nicht um Ob und Warum. Verschiedene Sportarten und ihre physiologischen Wirkmechanismen werden erörtert sowie die Sportintensität und ihre Effekte bei Gesunden. Des Weiteren werden machbare und nutzbringende Sportarten, die bei ausgewählten Erkrankungen und Übergewicht zur Symptom- und Funktionsbesserung und manchmal sogar zur Krankheitsverbesserung führen, diskutiert.

Die Quintessenz lautet, jeder Mensch, ob alt oder jung, gesund oder krank, kann und muss sich in seinen individuellen Möglichkeiten bewegen. Wer die genannten Empfehlungen umsetzt, kann ein besseres, selbständiges und längeres Leben erreichen.

Der Beitrag Gesunde Ernährung beschreibt unter Berücksichtigung der neuesten Erkenntnisse, was eine gesunde Ernährung ausmacht und wie sich diese praktisch umsetzten lässt. Empfehlungen und Studiendaten, Fleisch- und Wurstkonsum sowie die Zufuhr chemisch hergestellter Nährstoffe werden ebenso kritisch diskutiert wie der isolierte Einfluss von Ernährung auf die Prävention bzw. das Risiko von Erkrankungen. Die essenzielle Bedeutung einer ausreichenden Versorgung mit Mikronährstoffen, insbesondere in der Schwangerschaft und bei Erkrankungen, sowie die Risiken vegetarischer Ernährung, Diäten und Ernährungstrends werden ausführlich und an Hand von Beispielen erläutert. Dabei wird auch auf die pathophysiologischen Konsequenzen einer „Mangelernährung" eingegangen und ausgeführt, wie notwendig die Vermeidung dieses sogenannten „Hidden Hunger" ist.

Am Ende des Buches weiß der Leser, dass für Gesundheit und eine gute Lebensqualität von Patienten beides zusammenkommen muss – gesunde Ernährung und sportliche Betätigung. Dies sind die Voraussetzungen für unser aller Wunsch, lange gesund zu bleiben und gesund alt zu werden.

Prof. Dr. Hans Konrad Biesalski
Prof. Dr. Christine Graf
Hohenheim und Köln, im Sommer 2017

Inhaltsverzeichnis

1	**Gesunde Ernährung**	**1**
	Hans Konrad Biesalski	
1.1	Grundlegendes zu Beginn	2
1.2	Gesunde Ernährung – was und wie?	3
1.3	Gesunde Inhaltsstoffe von Nahrungsmitteln	4
1.4	Und was sind gesunde Lebensmittel?	5
1.5	Trends	14
1.6	Wie sieht denn nun eine gesunde Ernährung wirklich aus?	16
1.7	Verborgener Hunger (Hidden Hunger) – Folgen der Unterversorgung	17
1.8	Jeder kann sich gesund ernähren?	19
1.9	Fazit	21
	Literatur	21
2	**Bewegung: Gesundheit erhalten – Krankheit vermeiden**	**23**
	Christine Graf	
2.1	Grundlegendes zu Beginn	24
2.2	Definition körperlicher Aktivität und Leistungsfähigkeit	25
2.3	Ausgewählte (zell)biologische/physiologische Wirkmechanismen von Bewegung	26
2.4	Stufen der körperlichen Aktivität und die Folgen	28
2.5	Bewegung und Sport bei ausgewählten Erkrankungen	30
2.6	Risiken im Sport	35
2.7	Fazit und Herausforderungen	36
	Literatur	36
	Serviceteil	**41**
	Stichwortverzeichnis	42

Gesunde Ernährung

Hans Konrad Biesalski

1.1 Grundlegendes zu Beginn – 2

1.2 Gesunde Ernährung – was und wie? – 3

1.3 Gesunde Inhaltsstoffe von Nahrungsmitteln – 4

1.4 Und was sind gesunde Lebensmittel? – 5
1.4.1 Obst und Gemüse – 5
1.4.2 Fleisch – 8
1.4.3 Vegetarismus/Veganismus – 9

1.5 Trends – 14
1.5.1 Low-Carb – 14
1.5.2 Paleo-Ernährung – 15

1.6 Wie sieht denn nun eine gesunde Ernährung wirklich aus? – 16

1.7 Verborgener Hunger (Hidden Hunger) – Folgen der Unterversorgung – 17
1.7.1 Was geht uns das an? – 18

1.8 Jeder kann sich gesund ernähren? – 19

1.9 Fazit – 21

Literatur – 21

© Springer-Verlag GmbH Deutschland 2018
H.K. Biesalski, C. Graf, *Ernährung und Bewegung – Wissenswertes aus Ernährungs- und Sportmedizin*, https://doi.org/10.1007/978-3-662-54027-5_1

Auf den Punkt gebracht
Ernährung
- Wichtig für eine gesunde Ernährung sind nicht nur die richtige Verteilung und Qualität der Energie liefernden Makro-Nährstoffe, also Kohlenhydrate, Fett und Eiweiß, sondern auch die sogenannten Mikro-Nährstoffe.
- Die lebenswichtigen Mikro-Nährstoffe sind Vitamine, Mineralstoffe (z. B. Kalzium, Magnesium), Spurenelemente (z. B. Eisen, Zink, Selen), Pflanzenstoffe (z. B. Carotinoide, Flavonoide), essenzielle Fettsäuren (bes. Fischöle) und Aminosäuren.
- Bei vegetarischen und einseitigen Ernährungsformen (z. B. Low-Carb mit wenigen Kohlenhydraten, Paleo mit viel tierischem Eiweiß) kann eine Mangelversorgung mit Mikro-Nährstoffen auftreten und zu Krankheiten führen bzw. deren Entwicklung begünstigen.
- Die Einnahme einzelner Mikro-Nährstoffe als sogenannte Nahrungsergänzungsmittel ist nur dann sinnvoll, wenn dies durch die Ernährung nicht ausreichend erfolgen kann.
- Fleisch und vor allem Fleischprodukte wie Wurst sollten begrenzt verzehrt werden und durch Geflügel und Fisch ergänzt bzw. ersetzt werden.
- Obst und Gemüse sollten möglichst mehrfach täglich verzehrt werden.
- Eine ungesunde Ernährung verbunden mit einem ungesunden Lebensstil (Rauchen, Alkohol, Bewegungsmangel, Übergewicht) ist ein zusätzliches Risiko für Herz-Kreislauf-Krankheiten und Krebs.
- Eine gesunde Ernährung hingegen kann in Verbindung mit einem gesunden Lebensstil (insbesondere körperliche Aktivität) Krankheiten vorbeugen und lindern.
- Vereinfacht heißt gesunde Ernährung eine in Zusammensetzung und Zubereitung vielseitige Mischkost.

1.1 Grundlegendes zu Beginn

Der französische Jurist Jean Anthelme Brillat-Savarin (1751–1826) beschreibt in seiner lesenswerten Abhandlung „Physiologie des Geschmacks oder Physiologische Anleitung zum Studium der Tafelgenüsse" die Langlebigkeit als Folge einer guten Ernährung.

> Ich bin glücklich, überglücklich, meinen Lesern auf Grund meiner jüngsten Studien eine gute Nachricht mittheilen zu können: daß nämlich das Wohlleben der Gesundheit durchaus nicht nachtheilig ist, und daß die Feinschmecker unter sonst gleichen Umständen länger leben als andere Menschen. Diese Thatsache ist zahlenmäßig in einer vortrefflichen Denkschrift nachgewiesen, die neuerdings vom Dr. Villermet in der Akademie der Wissenschaften vorgelesen wurde
> Dr. Villermet hat die verschiedenen Stände der Gesellschaft, die eine gute Tafel führen, mit denen verglichen, die schlecht speisen, und die ganze Stufenleiter derselben durchmessen. Ebenso hat er die verschiedenen Arrondissements von Paris unter sich verglichen, in denen mehr oder weniger Wohlstand herrscht, und die bekanntlich in dieser Hinsicht unter einander höchst verschieden sind, wie z. B. das Faubourg Saint-Marceau und die Chaussee d'Antin.

Endlich hat unser Doctor seine Untersuchungen auch auf die Departements ausgedehnt und zum gleichen Zwecke die mehr und die minder fruchtbaren mit einander verglichen. Allenthalben hat sich als Gemeinresultat ergeben, daß die Sterblichkeit in demselben Verhältnis abnimmt, in welchem die Mittel zu guter Ernährung zunehmen, und daß daher diejenigen, die das Unglück zu schlechter Nährweise verdammt hat, wenigstens sicher sein dürfen, daß der Tod sie schneller von diesem Leiden befreien wird.

Im Grunde hat Brillat-Saverin oder besser besagter Dr. Villermet etwas herausgefunden, was 1993 zur Verleihung des Nobelpreises an den Wirtschaftswissenschaftler Robert Fogel geführt hat: Wer arm ist und sich nicht ausreichend, sprich gesund ernähren kann, hat eine kürzere Lebenserwartung.

1.2 Gesunde Ernährung – was und wie?

Die Frage lässt sich sowohl wissenschaftlich wie auch aus der Verbraucherperspektive angehen.
Eine große europäische Studie ist der Frage nachgegangen, was der Verbraucher bei seiner Ernährung am meisten fürchtet. In Deutschland liegen an Position 1 (70% der Befragten) Ängste vor Pestizidrückständen in Obst und Gemüse oder Rückstände in Fleischwaren; gefolgt von Quecksilber und Dioxinen in Fisch und Schweinefleisch. An vorletzter Stelle der Befürchtungen von 17 Fragen liegt: „Keine gesunde Ernährung zu haben" mit nur 44%. In diesem Zusammenhang ist bemerkenswert, dass in Ländern wie Spanien, Italien und Griechenland, also den Ländern der sogenannten gesunden mediterranen Kost, die Zahl der Verbraucher, die befürchten, keine gesunde Ernährung zu haben, weit über 50% liegt.
Für die Sicherheit unserer Lebensmittel sind die staatlichen Untersuchungsämter verantwortlich. Diese prüfen Lebensmittel aus dem In- und Ausland auf Rückstände und die Einhaltung von Grenzwerten. Im Jahresbericht der Deutschen Gesellschaft für Ernährung aus dem Jahr 2004 wurden die Daten zusammengefasst. Demnach liegt die Zahl der Proben, bei denen Rückstände über dem erlaubten Wert festgestellt wurden, bei inländischem Obst und Gemüse zwischen 4 und 6% und bei ausländischer Ware zwischen 7 und 10%. Dies sollte nicht sein, wird jedoch erst dann gesundheitsbedenklich, wenn große Mengen der belasteten Lebensmittel über lange Zeit verzehrt werden, sodass die Grenzwerte überschritten werden. Darüber hinaus kommt es auf den jeweiligen Rückstand an und wie sich diese Substanz im menschlichen Körper verhält (Speicherung oder Ausscheidung bzw. Metabolisierung zu einer unschädlichen Substanz). Dennoch kann gelten, dass unsere Lebensmittel unter gesundheitlichen Aspekten sicher sind. Solange die kontinuierlich mitgeteilten Hygienebestimmungen für den Umgang mit Lebensmitteln beachtet werden (Keimbesiedlung an Huhn oder Salat, deshalb z. B. waschen bzw. durchgaren) müssen wir uns keine Sorgen machen.
Scheinbar definiert der Verbraucher gesunde Ernährung aus der Perspektive einer von jedweden Rückständen freien und möglichst nur an positiven Inhaltsstoffen reichen Kost. Das erinnert an paradiesische Zustände oder an den Apfel, der seinerzeit von einem Baum gepflückt wurde, der nicht auf Ertrag getrimmt war. Wenn wir aber auf der anderen Seite verlangen, dass jedes Lebensmittel zu jeder Zeit möglichst noch an jedem Ort in ausreichender Menge und möglichst preisgünstig zur Verfügung steht, sind die Produktionskriterien, die dazu notwendig sind, kaum geeignet, einen solchen paradiesischen Apfel wachsen zu lassen.
Betrachtet man die Ernährungslandschaft, so werden genau diese Befürchtungen ständig mit neuen Mitteilungen unterhalten, und es vergeht kaum ein Tag, an dem nicht wieder ein

schädliches Gift, in den meisten Fällen scheinbar Krebs auslösend, in irgendeinem Lebensmittel entdeckt wird. Organisationen wie Verbraucherschutz oder Food Watch tragen es schon in ihrem Namen, dass sie den Verbraucher schützen und die Lebensmittel beobachten wollen. Sie wollen uns nicht davor schützen, keine gesunde Ernährung zu haben, sondern sie wollen uns in durchaus guter Absicht davor schützen, dass Lebensmittel durch Belastungen ungesund sind.

So konnten wir kürzlich lesen und hören, dass Grillen auf Aluminiumfolien den Aluminiumgehalt im gegrillten Lachs dramatisch erhöht. Zwar ist die Konzentration immer noch so niedrig, dass sie weder akut noch bei mehrfacher Anwendung bedenklich wäre, aber immerhin: Es war wieder ein Schadstoff entdeckt worden. Würde täglich Lachs gegessen, der auf Aluminiumfolie gegrillt wurde, dann wäre weniger der Aluminiumgehalt das Problem, sondern die einseitige Ernährung. Die Aluminiumfolie war seinerzeit eingeführt worden als „Heilmittel" gegen das schon wieder vergessene Acrylamid, welches bei der Erhitzung in Kartoffelchips oder stark gebratenen Kartoffelprodukten entsteht. Große politische Kampagnen sind gestartet worden, um dieses scheinbare Gift aus unseren Lebensmitteln, besonders aus frittierten Kartoffeln, zu verbannen. Inzwischen spricht niemand mehr von diesem Gift und zwar aus gutem Grund. Nicht etwa weil es völlig unbedenklich wäre, sondern weil die Ursache zwar am Prozess des Frittierens lag, die hohen Acrylamidwerte jedoch durch das Alter und die Lagerung der Kartoffeln bedingt waren. Letzteres ließ sich einfacher und erfolgreicher ändern als die Zubereitung.

Die Liste möglicher Schadstoffe kann beliebig fortgesetzt werden und sicherlich wird auch in dieser und in der nächsten Woche wieder ein Schadstoff gefunden, der uns beunruhigen könnte. Wenn wir von gesunder Ernährung sprechen, so scheint es so zu sein, als würden wir gesunde Ernährung über die Reinheit der Lebensmittel definieren und weniger über die Zusammenstellung und den Abwechslungsreichtum unserer täglichen Kost.

Die Warnung vor Schadstoffen ist die eine Seite der Medaille. „Gesunde Ernährung", die übertriebene Werbung für scheinbar besonders gesunde Lebensmittel (wie z. B. das aktuelle „Superfood") ist die andere Seite. In gleichem Maße, wie Schadstoffe scheinbar unserer Gesundheit schaden, werden hier Inhaltsstoffe als Gesundheitsquelle angepriesen, die uns vor allem schützt, was unsere Gesundheit gefährden könnte.

1.3 Gesunde Inhaltsstoffe von Nahrungsmitteln

Ein anderes Verfahren, gesunde Ernährung bzw. gesunde Lebensmittel zu definieren, sind spezielle Inhaltsstoffe. Allen voran die viel gepriesenen Antioxidantien. Wenn es so wäre, dass einzelne Inhaltsstoffe bereits die Gesundheit schützen, dann würde es genügen, wenn wir uns auf diese Inhaltsstoffe beschränken, so die Werbung. Das am meisten zitierte und bestens bekannte Bespiel ist das Provitamin A, das Betacarotin. In den späten 1970er und frühen 1980er Jahren des letzten Jahrhunderts wurde beobachtet, dass Menschen, die hohe Blutwerte an Betacarotin hatten, offensichtlich seltener an verschiedenen Krebsformen erkrankten. Ein kurzer Artikel in einem der angesehenen Wirtschaftsmagazine sprach sogar von einer „Magic Bullet", also einer Substanz, die geeignet schien, den Menschen dauerhaft vor Krebs zu schützen. Es wurden daraufhin kontrollierte Studien durchgeführt, die den Wert dieser „Wundersubstanz" belegen sollten. Die Ergebnisse der ATBC (Albanes et al. 1995) und CARET (Omenn et al. 1996) Studien jedoch zeigen, dass sogar Mikronährstoffe, die generell als sicher angesehen werden, schädlich sein können. In diesen Studien ergab sich ein erhöhtes Auftreten von Lungenkrebs bei Rauchern, die entweder 30 mg Betacarotin oder 20 mg Betacarotin plus 7.5 mg Vitamin A über fünf bzw. vier

Jahre einnahmen. Die Betacarotin-Dosis und im Fall der CARET-Studie die zusätzliche Vitamin-A-Einnahme entsprachen dabei dem 10-fachen dessen, was der Mensch für gewöhnlich mit der Nahrung aufnimmt.

Man hatte also in den beiden Studien eine ganze Lebensmittelgruppe, die zu den hohen Betacarotin-Blutwerten in den Beobachtungsstudien beigetragen hatte, auf eine einzige Substanz reduziert. Die Raucher aus den Beobachtungsstudien waren möglicherweise geschützt, weil sie ein buntes Spektrum verschiedener Obst- und Gemüsesorten verzehrten, die dazu beitrugen, ihre Betacarotin-Blutwerte auf ein hohes Niveau zu bringen. Dies alleine mit Betacarotin zu versuchen und die gleiche Wirkung wie eine Vielfalt von Lebensmitteln zu erwarten, war zum Scheitern verurteilt. Auch hier lässt sich die Liste der Beispiele beliebig fortsetzen. Die Interventionen mit Einzelsubstanzen in hoher Dosis, sei es nun Vitamin E oder C oder auch andere Nährstoffe, zur Bestätigung von Befunden aus Beobachtungsstudien, in denen die Teilnehmer eine besonders hohe Zufuhr an diesen Stoffen durch ihre Ernährung hatten, mussten scheitern. Letztlich ist der hohe Blutwert eines Vitamins nichts anderes als ein (beliebig wählbarer) Indikator einer bestimmten Ernährungsform und daher wenig aussagekräftig. Genauso wie der Cholesterinwert im Blut nicht nur ein Indikator für den Verzehr von Hühnereiern ist.

Zusammenfassend kann also festgestellt werden, dass nicht *ein* scheinbar gesunder Nährstoff, sondern viele aus unterschiedlichen (gesunden) Lebensmitteln, dazu beitragen können, gesund zu bleiben.

1.4 Und was sind gesunde Lebensmittel?

Die ◘ Abb. 1.1 zeigt die sogenannte **Ernährungspyramide,** die das für eine gesunde Ernährung empfohlene Mengenverhältnis von Lebensmittelgruppen repräsentiert. An der Spitze sind die Nahrungsmittel abgebildet, die in geringerer Menge verzehrt werden sollten. Nachdem nicht nur die Verbraucher, sondern auch die Ernährungswissenschaftler festgestellt hatten, dass sich die Hoffnung, verschiedene Inhaltsstoffe könnten Krebs oder andere Zivilisationserkrankungen vorbeugen, nicht erfüllte, rückten die „gesunden" Lebensmittel wieder in den Mittelpunkt.

Große Beobachtungsstudien schätzten den Stellenwert der Ernährung zur Vorbeugung von Krebs besonders hoch ein (Albanes et al. 1995). Demnach sollten sich Krebserkrankungen des Dickdarms durch die richtige Ernährung um bis zu 70% reduzieren lassen, Brustkrebs um 40%, Magenkrebs um 50% und sogar Lungenkrebs um 20%.

1.4.1 Obst und Gemüse

Eine uralte Kampagne "iss mehr Obst" aus den 1950er Jahren wurde reaktiviert und modernisiert als die „5 am Tag Kampagne". Die Botschaft war wie bei den Einzelstoffen dieselbe: Wer fünfmal am Tag Obst und Gemüse verzehrt, ist nicht nur vor Krebs, sondern auch vor vielen anderen Erkrankungen geschützt. Medien, Politik, Ernährungswissenschaften und Medizin überboten sich gegenseitig in der Angabe von Portionsgrößen und der Feststellung, dass 5 am Tag „verpflichtend" sei. Zunächst war von 100 g pro Portion die Rede, dann von 200 g und zuletzt einigte man sich darauf, dass eine Hand voll als Portionsgröße auch den kindlichen Bedürfnissen gerecht wird. Aus „5 am Tag" wurde schnell „6 am Tag" mit nahe liegenden Anspielungen und

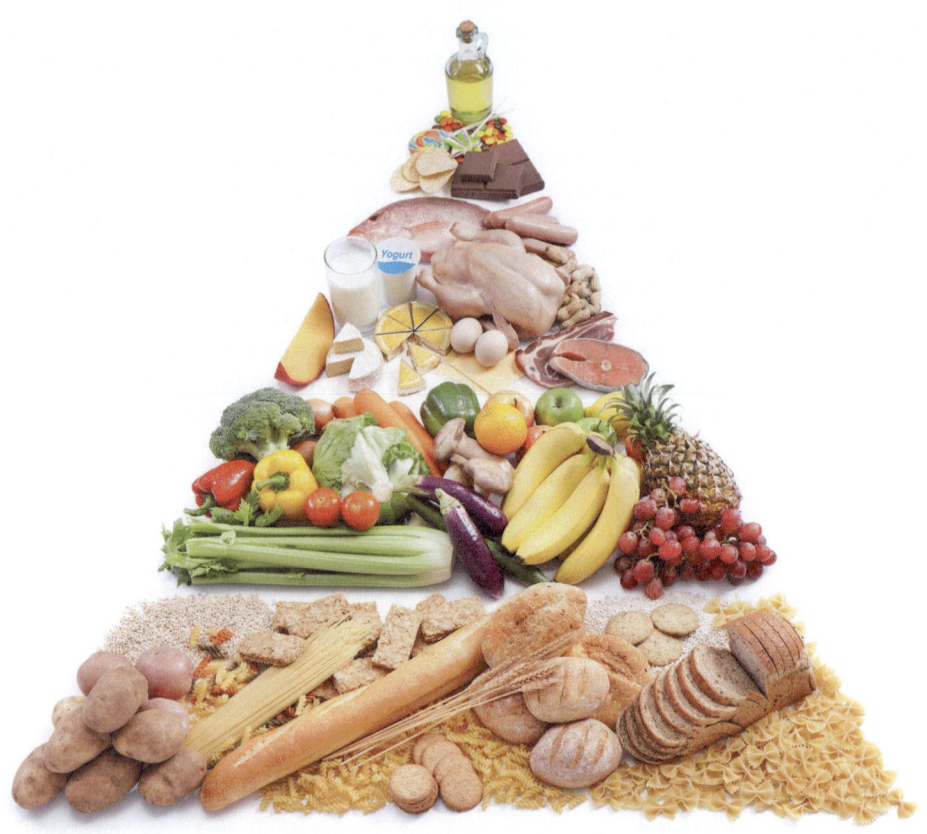

Abb. 1.1 Ernährungspyramide. (© Okea/stock.adobe.com)

lustigen Gemüsefiguren bis hin zu „9 am Tag" als Bewegung, die typischerweise in den USA ihren Ausgang nahm. Und schnell wurden wieder große Studien initiiert, die das „5 am Tag -Konzept" in seiner krankheitsvorbeugenden Wirkung bestätigen sollten. Die EPIC-Studie, eine multizentrische europäische Studie, untersuchte die Bedeutung unterschiedlicher Ernährungsformen auf die Entwicklung von Krebs und anderer Krankheiten. Mehr als 500.000 Teilnehmer wurden in verschiedenen Ländern zu verschiedenen Fragestellungen untersucht und die Ergebnisse dem staunenden Fachpublikum vorgestellt. Die Ergebnisse ähnlicher Studien mit teilweise noch mehr Teilnehmern, die früher in den USA gestartet worden waren, wurden ebenfalls herangezogen, um den Wert einer obst- und gemüsereichen Ernährung, ebenfalls wieder im Sinne des „viel hilft viel", für die Gesundheit zu beurteilen (Abb. 1.2).

Die Daten (Hung et al. 2004), die den Stellenwert des Obst- und Gemüseverzehrs in unterschiedlicher Häufigkeit pro Tag in Bezug auf Erkrankungen beschreiben, zeigen, dass zwar kardiovaskuläre Erkrankungen mit steigendem Obst- und Gemüseverzehr abnehmen und dass auch bei anderen sogenannten Zivilisationskrankheiten ein Trend in diese Richtung zu beobachten ist. Bei den Krebserkrankungen jedoch ergibt sich zwischen dem niedrigsten und dem höchsten täglichen Verzehr kein Anhalt für eine präventive Wirkung. Auch die EPIC Studie findet z. B. keinen Unterschied des Brustkrebsrisikos zwischen der niedrigsten und der höchsten Gemüsezufuhr.

1.4 · Und was sind gesunde Lebensmittel?

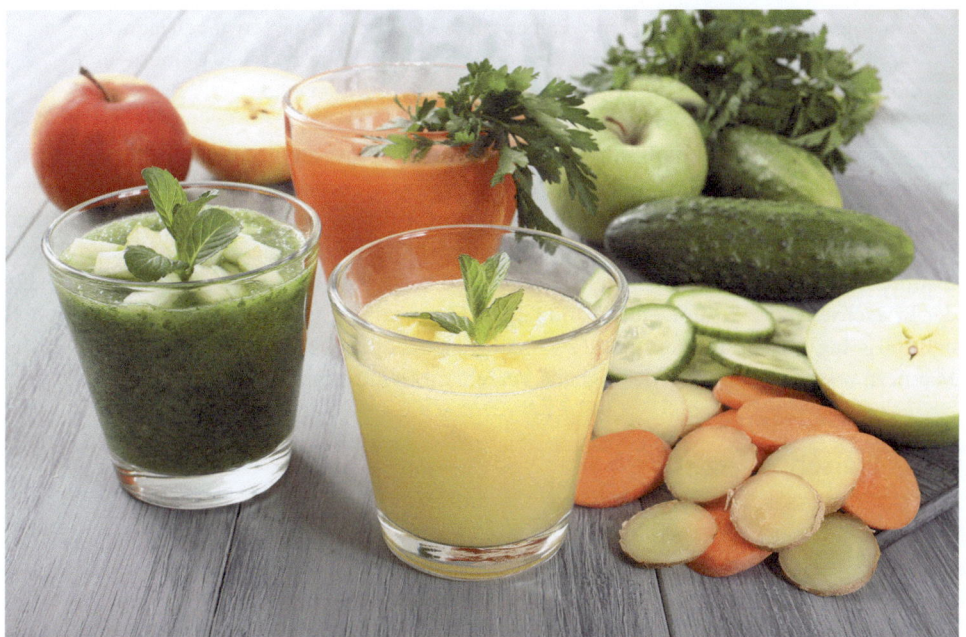

◘ Abb. 1.2   Obst und Gemüse (© DENIO RIGACCI/iStock/Thinkst)

Die Euphorie zum Stellenwert der Ernährung, und hier ganz besonders der pflanzlichen Ernährung, in der Prävention von Krebserkrankungen hat sich weitgehend gelegt. Zieht man neuere Studien (Wang et al. 2014) heran, so wird deutlich, dass bei vielen Krebsformen, bei denen noch vor zehn Jahren scheinbar gesicherte Aussagen zur Prävention durch Ernährung gemacht wurden, diese heute so nicht mehr vertreten werden können. Als weitgehend gesichert kann allerdings gelten, dass körperliche Bewegung eine sinnvolle Vorbeugungsmaßnahme und Übergewicht ein Risikofaktor für verschiedene Krebserkrankungen darstellt. Menschen, die regelmäßig Obst und Gemüse verzehren, sind seltener übergewichtig und haben oft auch einen gesünderen Lebensstil.

Die Erkenntnis, dass Übergewicht und mangelnde Bewegung wesentliche Ursachen für Krebserkrankungen sein können, ist allerdings nicht wirklich neu. Bereits 1908 wurde auf den Zusammenhang zwischen Bewegungsmangel und übermäßigem Essen hingewiesen (Williams 1908). Dies erklärt die präventiven Eigenschaften einiger Ernährungsformen für Krebs, aber besonders für kardiovaskuläre Erkrankungen, zweifellos besser als quantitative Betrachtungen des Gemüse- oder des Fleischverzehrs.

Die Stellungnahme der Deutschen Gesellschaft für Ernährung (DGE) ist deshalb bezüglich der Prävention von Krebserkrankungen durch regelmäßigen Obst- und Gemüseverzehr eher verhalten (Boeing 2012).

> Die in einigen der großen Kohortenstudien beobachteten Risikoabsenkungen mit steigendem Verzehr von Gemüse und Obst sprechen weiterhin dafür, dass der Verzehr von Gemüse und Obst auf das Risiko von Krebskrankheiten Einfluss nimmt. Dieser Einfluss wird jedoch nur bei sehr großen Unterschieden zwischen Gruppen im Konsum von Gemüse und Obst sichtbar und möglicherweise nur dann, wenn eine hohe Belastung mit Karzinogenen

vorliegt, wie sie z. B. bei Rauchern gegeben ist. Diese Einschränkungen haben jedoch keine Auswirkungen auf die Evidenz für eine inverse Beziehung zwischen Gemüse- und Obstverzehr und Krebsrisiko, die mit **wahrscheinlich** bewertet wird.

Der Stellenwert eines regelmäßigen Obst- und Gemüseverzehrs für die Gesundheit muss weiterhin hoch eingeschätzt werden. Allerdings muss dies im Kontext mit Lebensstil und der Ausgewogenheit der Ernährung betrachtet werden. Auch die Realisierbarkeit einer Ernährung, die fünfmal am Tag Obst und Gemüse zum Ziel hat, muss kritisch hinterfragt werden. Wie das Robert-Koch-Institut in seiner Studie „Gesundheit in Deutschland" 2012 feststellte, essen weniger als die Hälfte der Erwachsenen (44%) in Deutschland täglich Gemüse. Die von der DGE täglich empfohlenen 400 g/Tag Obst und Gemüse sind zwar gut gemeint, dürften jedoch eine Utopie bleiben. Bei Männern wie bei Frauen liegt der tägliche Verzehr an Gemüse bei 170 g/Tag.

1.4.2 Fleisch

Verschiedene Beobachtungsstudien zeigen, dass rotes Fleisch und in besonderem Maße Fleischprodukte, also verarbeitetes Fleisch, wie z. B. Wurst, das Risiko für Krebserkrankungen, besonders aber für kolorektalen Krebs (Darmkrebs) erhöhen können.

In der erwähnten europaweiten Studie zur Erfassung der Krebshäufigkeit und deren Ursachen (EPIC Cohorte) an mehr als 500.000 Teilnehmern wurde in einem Zeitraum von 5 Jahren ein Zusammenhang zwischen Verzehr von rotem Fleisch und Fleischprodukten beschrieben. Das relative Risiko, ausgedrückt als Risikoquotient, der sogenannte Hazard Ratio, betrug bei einem kombinierten Verzehr von mehr als 160 g Fleisch + Wurstwaren/Tag 1,35 im Vergleich zum Risiko, das ein Mensch hat, der 20 g/Tag zu sich nimmt. Das heißt, das Risiko an Darmkrebs zu erkranken, war bei 160 g/Tag um 35% erhöht im Vergleich zum Risiko bei 20 g/Tag. Bei einem Verzehr zwischen 40 – 80 g/Tag war das relative Risiko 1,22 (22%), bei 80 – 160 g/Tag lag der Faktor bei 1,23 (23%). Es zeigte sich also zwischen den beiden letzten Gruppen kein Unterschied. Rotes Fleisch alleine hingegen ergab eine geringere Risikoerhöhung bei mehr als 80 g/Tag von 1,17 (17%). Allerdings war bei einem Verzehr von mehr als 80 g/Tag verarbeiteter Fleischprodukte das relative Risiko 1,42 (42%).

Das relative Risiko gibt an, um welchen Faktor sich das Erkrankungsrisiko einer Gruppe im Vergleich zu einer anderen Gruppe unterscheidet. Es handelt sich also um eine Erkrankungswahrscheinlichkeit einer Gruppe in Bezug (also relativ) zu einer anderen Gruppe. Das absolute Risiko stellt das Risiko dar (in %), eine bestimmte Krankheit zu erleiden bezogen auf die untersuchte Gesamtpopulation

In der NVS (Nationale Verzehrstudie II) (Max-Rubner-Institut 2008) werden weder für Fleisch noch für verarbeitete Produkte eine tägliche Zufuhr von mehr als 80 g/Tag beschrieben. Das bedeutet aber, dass die Risikoerhöhung auf die Gruppen beschränkt ist, die in der obersten Quintile liegen und vor allem viel verarbeitete Fleischprodukte verzehren.

Eine Metaanalyse von 2011, bestehend aus 10 Kohortenstudien, zeigte eine Zunahme des relativen Risikos für kolorektalen Krebs von 14% in der Gruppe mit dem höchsten Fleisch/Fleischprodukten-Verzehr (140 g/Tag) (Chan et al. 2011). Bei einem Verzehr von mehr als 140 g Fleisch/Tag ändert sich das relative Risiko allerdings nicht mehr. Auf dieser Basis erfolgte kürzlich die Warnung der Internationalen Agentur für Krebsforschung (IARC)[7], rotes Fleisch als krebserregend einzustufen.

Eine Neubewertung der EPIC Kohorte von 2013 kommt zu einem differenzierteren Ergebnis in Bezug auf Krebsrisiko und Fleischverzehr. Bei einem Verzehr von rotem Fleisch und Fleischprodukten von mehr als 160 g/Tag ergab sich eine Zunahme der Mortalität an kolorektalem Krebs sowie kardiovaskulären Erkrankungen im Vergleich zu einem Verzehr von rotem Fleisch zwischen 10 – 20 g/Tag. Die höhere Mortalität galt aber nur für Fleischprodukte bei einem täglichen Verzehr von > 50 g und nicht für rotes Fleisch. Das niedrigste Erkrankungsrisiko liegt für Fleischprodukte bei einem Verzehr von 20 g/Tag vor. Folglich könnte eine Empfehlung zur Reduktion der bearbeiteten Fleischwaren in Deutschland nur für Männer gegeben werden, da der tägliche Verzehr von bearbeitetem Fleisch bei Frauen bereits unter 30 g liegt.

Zwei Aspekte zeichnen sich hier ab: Die Reduktion des täglichen Fleischverzehrs isoliert betrachtet bringt keinen Gewinn. Es ist vielmehr die Verbindung zwischen hohem Verzehr bearbeiteter Fleischwaren (> 20 g/Tag) und ungünstigem Lebensstil (Rauchen, Alkohol, Bewegungsarmut, Übergewicht), die das höhere Risiko für kolorektale Krebserkrankungen in der aktuellsten Bewertung der EPIC Cohorte erklären.

Mehrere Metaanalysen kommen zu dem Ergebnis, dass es zum jetzigen Zeitpunkt nicht möglich ist, zu beurteilen, ob die Verringerung des Konsums an rotem Fleisch und Fleischwaren allein zu einer Risikoreduktion von Krebs- und Herz-Kreislauf-Erkrankungen beitragen kann (Alexander et al. 2015; Egeberg et al. 2013; Lippi et al. 2015; Pham 2014). Am ehesten sind es die verarbeiteten Fleischwaren, die das Risiko des Einzelnen für kolorektalen Krebs und möglicherweise auch andere Krebsformen des gastrointestinalen Traktes zunehmen lassen (IARC 2015). Demnach scheint es sinnvoll auf eine Reduktion solcher Fleischprodukte hinzuwirken. Eine Minderung des Verzehrs von rotem Fleisch und Fleischprodukten durch eine Ergänzung mit Geflügel oder Fisch, ist folgerichtig und im Einklang mit einer gesunden Ernährung (English et al. 2004). Auch ein erhöhter Verzehr von Fisch kann, wie die EPIC-Studie wiederholt dargelegt hat, das Risiko für Krebs trotz hoher Zufuhr an Fleisch reduzieren.

Die Bedeutung des Lebensstils für das Risiko von Krebserkrankungen lässt sich am besten bei Vegetariern zeigen.

Die Deutsche Vegetarier-Studie, die über einen Zeitraum von 21 Jahren Erkrankungen und Sterblichkeit bei 1.225 Vegetariern und 679 gesunden Nicht-Vegetariern untersucht hat, kommt zu dem Ergebnis, dass sich die Gruppe mit der vegetarischen Kost, also ohne Fleisch und Fisch, hinsichtlich der Gesamt-Mortalität und Krebsmortalität nicht von der nicht-vegetarischen Kontrollgruppe unterscheidet (Chang-Claude et al. 2005). Die Daten zeigten jedoch als wesentliches Kennzeichen der Vegetarier einen gesunden Lebensstil (wenig Alkohol, wenig Nikotin, viel körperliche Aktivität). Damit, und nicht in erster Linie wegen des fehlenden Fleischverzehrs, erklärt sich die geringere Häufigkeit von Herz-Kreislauf-Erkrankungen bei Vegetariern.

Eine Analyse der Krebsinzidenz bei Vegetariern und Nicht-Vegetariern der britischen EPIC-Kohorte ergab zwar eine geringere Gesamtkrebsinzidenz bei Vegetariern, jedoch erstaunlicherweise eine höhere Inzidenz von kolorektalem Krebs gegenüber den Fleischessern (relatives Risiko 1,49%) (Key et al. 2009). Möglicherweise besteht hier ein Bezug zum häufiger vorkommenden Eisenmangel bei Vegetariern, da die wichtigste Quelle der Eisenversorgung, Fleisch, gemieden wird.

1.4.3 Vegetarismus/Veganismus

Die persönliche Entscheidung, Fleisch und auch tierische Produkte ganz aus dem eigenen Nahrungsspektrum zu streichen, hat vielerlei Gründe. Ein oft genannter ist die Annahme, dass dies gesünder sei.

Tab. 1.1 Vegetarische Diäten. (Kersting 2016)

Vegetarische Formen	Ausgeschlossene Lebensmittel
Semi-Vegetarisch	Geringer Verzehr von Fleisch, Fleischprodukten und Fisch
Lacto-ovo-vegetarisch	Fleisch, Fleischprodukte, Fisch und Fischprodukte
Lacto-vegetarisch	Fleisch, Fisch, Eier und Produkte daraus
Ovo-vegetarisch	Fleisch, Fisch und Produkte daraus
Vegan	Tierische Lebensmittel
Fruktarisch	Tierische Lebensmittel (bevorzugt werden rohe oder getrocknete Früchte, Nüsse, Keimlinge)

Die vegane Ernährung als solche gibt es eigentlich nicht. Es gibt eine Reihe unterschiedlicher Formen der veganen Ernährung, die sich in ihrer Zusammensetzung und der Wahl der Lebensmittel deutlich unterscheiden können, wie die folgende ◘ Tab. 1.1 zeigt.

Nach den Zahlen des Vegetarier-Bundes Deutschland bezeichnen sich zurzeit etwa eine Million Deutsche als Veganer mit steigender Tendenz.

Wer sich für eine vegane Ernährung entschieden hat, verzichtet auf alle Produkte, die vom Tier stammen. Das betrifft nicht nur Fleisch, Milch, Eier, Käse sondern oft auch Produkte von Insekten wie zum Beispiel Honig oder Stoffe, die beispielsweise aus Läusen gewonnen werden. Wer sich für eine vegane Lebensweise entschieden hat, versucht auch in allen anderen Bereichen darauf zu achten, dass Tiere für Produkte wie zum Beispiel Leder, Stoffe oder Kosmetika nicht verwendet werden.

Was sind die Gründe für Vegetarismus/Veganismus?

Wer ist Vegetarier bzw. Veganer?

Vegetarier scheinen einen höheren sozioökonomischen Status und einen gesünderen Lebensstil zu haben als Omnivoren (Allesesser); sie rauchen und trinken weniger und bewegen sich mehr. Es lässt sich also durchaus von einem vegetarischen bzw. noch mehr von einem veganen Lebensstil sprechen.

Welche Gründe außer dem Wohl der Tiere, kulturellen und praktischen Aspekten, könnten noch eine Ursache für die Wahl einer Ernährung sein, die mehr oder weniger auf tierische Lebensmittel verzichtet? Hierzu wurde jüngst eine erstaunliche Studie veröffentlicht, die der Frage nachging, welche gesundheitsbezogenen Merkmale mit verschiedenen Ernährungsformen verbunden sind (Davey et al. 2003). Gleichgroße Gruppen mit je 330 Teilnehmern in einem Alter zwischen 15 und 85 Jahren mit den folgenden Ernährungsformen wurden befragt:
- Vegetarisch
- mäßig Fleisch mit viel Obst und Gemüse
- Mischkost mit wenig Fleisch
- Mischkost mit viel Fleisch.

Im Wesentlichen unterschieden sich also die Teilnehmer durch die Menge des täglich verzehrten Fleisches. Mittels Fragebogen wurden sie zu Körpergewicht und -größe, Einkommen, Lebensstil, bestehenden Krankheiten, Medikamenten und Stimmungslage befragt. Erwartungsgemäß hatten die Vegetarier den niedrigsten Body-Mass-Index (BMI). Erstaunlicherweise war aber der Gesundheitszustand der Vegetarier teilweise deutlich schlechter als der der Fleischesser. So war die Zahl der Vegetarier, die über Allergien berichteten, nahezu doppelt so hoch wie in der Gruppe der Fleischesser (30,6% vs. 16,7%). Krebserkrankungen wurden bei 4,8% der Vegetarier und 1,8% der Fleischesser angegeben, Angststörungen oder Depressionen bei 9,4% der Vegetarier gegenüber 4% der Fleischesser. Vegetarier und die Gruppe derer, die wenig Fleisch, dafür aber viel Obst und Gemüse verzehren, suchten ihren Arzt häufiger auf als diejenigen, die viel Fleisch aßen. In diesem Kontext ist auch interessant, dass Vegetarier häufiger angaben, über wenige soziale Kontakte zu verfügen im Vergleich zu den Fleischessern. Die Autoren dieser Studie schlussfolgern, dass die Entscheidung, eine vegetarische Diät zu wählen, möglicherweise oft aus der Überlegung heraus erfolgt, eine bestehende Erkrankung durch eine als gesund bezeichnete Ernährung zu behandeln bzw. dem weiteren Fortschreiten vorzubeugen.

Leben Vegetarier gesünder?
Wo bekomme ich meine Vitamine her? Eine Frage, die auch von Veganer-Organisationen immer wieder thematisiert wird, jedoch in erster Linie mit dem Fokus auf das Fehlen von Vitamin B_{12} in der veganen Ernährung.

Alle anderen Vitamine, so die Interessenverbände und verschiedene Experten, seien in dieser Ernährung ausreichend vorhanden und es bedürfe daher weder einer zusätzlichen Einnahme von Vitaminen noch irgendwelcher anderer Maßnahmen. Wie sind nun diese Aussagen zu bewerten?

Zur Beantwortung dieser Frage ist die folgende Auflistung der Speicherzeiten fettlöslicher Vitamine im Körper (Leber, Fettgewebe) hilfreich:

Vitamin A	9 – 12 Monate
Vitamin B_{12}	1 – 3 Jahre
Folsäure	2 – 3 Monate
Vitamin D	2 – 6 Wochen
Vitamin E	2 – 6 Wochen
Vitamin K	2 – 6 Wochen
Vitamin B_2	2 – 6 Wochen
Vitamin B_6	2 – 6 Wochen
Niacin	2 – 6 Wochen
Vitamin C	2 – 6 Wochen
Vitamin B_1	4 – 10 Tage
Biotin	4 – 10 Tage
Pantothensäure	4 – 10 Tage

Die Mindestzeit der Speicherung gilt für ein fast vollständiges Ausbleiben der Vitaminzufuhr, die maximale Zeit für eine kontinuierliche, optimale Zufuhr. Die angegebenen Zeiträume gelten für einen gesunden erwachsenen Menschen mit normaler Stoffwechselaktivität und mittlerer körperlicher Belastung. Im Falle eines sogenannten Hypermetabolismus, also einem gesteigerten Verbrauch der Nährstoffe bei verschiedenen chronischen aber auch akuten Erkrankungen, können die Reserven weitaus schneller verbraucht werden. Liegt die Zufuhr eines oder mehrerer Vitamine über längere Zeit unter dem sogenannten mittleren Bedarf, dann können die Reserven im Falle einer Erkrankung innerhalb weniger Tage aufgebraucht sein. Grundsätzlich kann bei einem gesunden Erwachsenen eine den Empfehlungen der Deutschen Gesellschaft für Ernährung nicht entsprechende Zufuhr einzelner Vitamine über längere Zeit ohne Konsequenzen bleiben. Dies erklärt möglicherweise auch, warum Veganer trotz kritischer Versorgung mit Vitaminen gesund scheinen. Anders sieht die Situation dann aus, wenn der Bedarf steigt, was besonders bei einer Schwangerschaft oder bei Krankheit zu einer kritischen Entwicklung führen kann.

Die Versorgung mit sämtlichen essenziellen Mikronährstoffen (MN), also Vitaminen, Mineralien, Aminosäuren (und nicht nur Vitamin B_{12}) kann ungenügend sein bei höherem Bedarf oder bei einer eingeschränkten Bioverfügbarkeit aus den Lebensmitteln, die Veganer zu sich nehmen. Das heißt, dass der Anteil der Nährstoffe, die mit den Nahrungsmitteln zugeführt werden, durch eine schlechtere Freisetzung aus den Nahrungsmitteln oder durch eine schlechtere Absorption aus dem Darm ins Blut dem Körper nicht ausreichend zur Verfügung stehen.

Mikronährstoffe (MN)	Mittlere Bioverfügbarkeit pflanzlich versus tierisch	Inhibitoren/Ursache
Eisen	Cerealien, Blattgemüse (1:5–1:10)	Phytinsäure
		Polyphenole (Kaffee, Tee)
		Soya Protein
Zink	Cerealien (1:3)	Phytinsäure
Kalzium	Cerealien, Blattgemüse (1:3)	Phytinsäure
Folsäure	Blattgemüse (1:4)	Polyglutamatverbindung

Die Versorgung mit Mikronährstoffen kann also nicht über deren Gehalt in den zugeführten Lebensmitteln bestimmt werden, da die Unterschiede in der Bioverfügbarkeit bei den verschiedenen Lebensmitteln zu berücksichtigen sind, was aber leider immer noch keine ausreichende Beachtung findet.

Was ist kritisch bei veganer Ernährung?

Der völlige Verzicht auf Fleisch und tierische Produkte jeder Art stellt ein nicht zu vernachlässigendes Risiko einer Unterversorgung mit verschiedenen Mikronährstoffen dar. Wenngleich Menschen, die eine vegane Diät bevorzugen, immer wieder nur darauf hinweisen, dass ihnen außer dem Vitamin B_{12} nichts fehle, so gibt es doch hinreichend Daten, dass eine Reihe anderer Mikronährstoffe bei dieser Ernährungsform kritisch sind. Die weltweit größte Veganer-/Vegetarierstudie vergleicht 33.883 Fleischesser mit 10.110 Fisch-Essern, 18.840 Lacto-Ovo-Vegetariern und 2.596 Veganern. Fleischesser haben im Mittel eine höhere Energiezufuhr (10 – 11%) als Vegetarier. Veganer haben in ihrer Ernährung den höchsten Gehalt an Ballaststoffen, Vitamin B_1, Folsäure, Vitamin C, E, Magnesium und Eisen, hingegen den niedrigsten Gehalt an Vitamin A, B_{12}, D, Kalzium und Zink. Bei Folsäure und Eisen muss die geringe Bioverfügbarkeit aus pflanzlichen Nahrungsmitteln berücksichtigt werden.

Wird auf jede Form tierischer Lebensmittel verzichtet, so kann es je nach Lebenssituation (z. B. Erkrankungen, Schwangerschaft, Stillzeit) zu klinisch relevanten Defiziten kommen. Zweifellos hat die vegane Ernährung auch ihre Vorteile. So haben Veganer im Vergleich zu Omnivoren ein niedrigeres Körpergewicht, sind sehr viel seltener übergewichtig und haben folglich auch ein geringeres Risiko für Herz-Kreislauf-Erkrankungen, Diabetes Typ 2, Metabolisches Syndrom und einige Krebserkrankungen. Nun sind dies alles Vorteile, die bei einem gesunden Lebensstil auch Omnivoren haben können, sofern ihre Ernährung ausgewogen ist, das Körpergewicht im Normalbereich liegt und sie sich regelmäßig bewegen. Hinsichtlich des Gewichtes zeigen große Metaanalysen aus jüngster Zeit, dass ein moderates Übergewicht (bis zu einem Body-Mass-Index von

1.4 · Und was sind gesunde Lebensmittel?

maximal 30) durchaus mit einem guten Gesundheitszustand und sogar einer längeren Lebenserwartung verbunden sein kann (Global BMI Mortality Cooperation 2016).

Neben den oben erwähnten unterschiedlichen Bioverfügbarkeiten sind es die Probleme mit adäquaten Nährstoffquellen, die die Zuführung der Mikronährstoffe einschränken können. Wenn die Versorgung der Veganer mit essenziellen Mikronährstoffen geprüft wird bzw. Empfehlungen zur bedarfsdeckenden Ernährung dieser Gruppe gegeben werden, so wird immer nur das Lebensmittel betrachtet, in dem die verschiedenen Mikronährstoffe vorliegen. Und genau hier liegt der Trugschluss. Ein Lebensmittel kann zwar reich an einzelnen Vitaminen sein, das heißt aber noch lange nicht, dass der „ganze Reichtum" auch vom Körper aufgenommen werden kann.

Mikronährstoffe (MN)	Besondere Ursachen inadäquater Versorgung bei veganer Kost
Vitamin B_{12}	In Pflanzen nicht vorhanden. Das in Algen vorkommende B_{12} entspricht nicht dem durch Bakterien gebildeten, wie es in fermentierten Produkten vorkommt und hat wenig B_{12}-Wirkungen
Vitamin A	In Pflanzen nicht vorhanden Als Provitamin A aus Karotten und Mango Konversion zu Vitamin A (1:12)
Vitamin D	In Pflanzen (Ausnahme Pilze) nicht vorhanden. Die pflanzlichen Vorstufen, die in einigen Lebensmitteln (z.B. Avocado) enthalten sind, können nach Verzehr nicht zu Vitamin D_2 metabolisiert werden.
Folsäure	Liegt in Pflanzen anders vor als in tierischen Lebensmitteln. Die pflanzliche Folsäure muss vor der Aufnahme im Darm erst freigesetzt werden im Gegensatz zur tierischen oder synthetischen. Die Bioverfügbarkeit aus Pflanzen ist deutlich schlechter als aus tierischen Lebensmitteln.
Vitamin B_2	In pflanzlichen Lebensmitteln um einen Faktor 3–5 niedriger als in tierischen.
Kalzium	Allgemein niedrige Zufuhr (< 500 mg), da in pflanzlichen Lebensmitteln nur sehr begrenzt vorhanden
Jod	Wenige Quellen u. a. marine Algen sowie goitrogene Substanzen in Soya, Cruciferen und Süßkartoffeln.
Eisen	Schlechtere Bioverfügbarkeit aus pflanzlichen Quellen gegenüber Eisen aus tierischen Produkten
Zink	Blattgemüse, Getreide und Fleisch sind gute Quellen. Die Bioverfügbarkeit hängt bei pflanzlichen Lebensmitteln wie bei Eisen vom Gehalt an Phytinsäure ab.

Bisher gibt es wenige Studien, die die Mikronährstoffversorgung bei Veganern systematisch untersucht haben. Eine schwedische Studie hat die Ernährung und den Ernährungsstatus bei 30 jungen Veganern mit dem von 30 Omnivoren verglichen (Larsson und Johansson 2002). Veganer hatten eine Versorgung unterhalb des durchschnittlichen Bedarfs bei Vitamin B_2, B_{12}, D, Kalzium und Selen.

Da vor allem weibliche Jugendliche und junge Frauen eine vegane Kost bevorzugen, ist bei der kritischen Versorgung mit Kalzium, Zink, Magnesium und Vitamin D, die sogar in dieser Altersgruppe bei Omnivoren beschrieben wird (NVS II) (Max-Rubner-Institut 2008), ein besonders Risiko in Bezug auf Knochendichte und späteres Osteoporoserisiko ebenso wie für Schwangerschaftskomplikationen gegeben. Weiterhin sollte berücksichtigt werden, dass ein Vitamin B_2-Defizit einen ungünstigen Effekt auf den Eisenstatus hat. Die Absorption ist gehemmt, der intestinale Verlust gesteigert und die Eisen-Utilisierung für die Hämsynthese eingeschränkt. Individuen mit B_2- und Eisenmangel sprechen nach einer Korrektur des B_2-Defizits besser auf eine Eisengabe zur Behandlung der Anämie an (Powers 1995).

Risiken der veganen Ernährung von Kindern

Die Risiken einer veganen Ernährung sind bei Kindern besonders hoch einzuschätzen. Dies gilt vor allem für die ersten Lebensjahre, in denen sich das Gehirn rasant entwickelt und dafür nicht nur Energie, sondern alle Mikronährstoffe braucht. Die Folgen einer Unterversorgung, vor allem mit Eisen und Zink, auf die kognitive und körperliche Entwicklung sind in vielen Fällen irreversibel (siehe auch Abschnitt verborgener Hunger). Weiterhin kann durch eine inadäquate Versorgung mit Mikronährstoffen das Immunsystem leiden, was die Anfälligkeit der Kinder gegenüber Infektionskrankheiten erhöht. Eine vegane Ernährung im Kindesalter stellt nicht unerhebliche Weichen für das weitere Leben des Kindes und sollte sich daher von selbst verbieten.

1.5 Trends

Eine Reihe von Ernährungstrends nimmt für sich in Anspruch die beste, d. h. gesündeste Lösung für alle Ernährungsprobleme zu sein. Zweifellos haben die Vertreter der unterschiedlich zusammengestellten Ernährungsformen gute Argumente und jeder darf für sich selbst entscheiden, wem er folgen will. Dabei gibt es innerhalb der Trends auch wieder große Unterschiede, was und wie viel verzehrt werden soll. Da es zu weit führen würde diese Empfehlungen im Detail zu analysieren soll die nachfolgende Zusammenstellung die unterschiedlichen Ernährungsformen unter wissenschaftlichen Aspekten wiedergeben.

Im Wesentlichen geht es bei diesen Ernährung um die „Variation" der Makronährstoffe. Den Empfehlungen entsprechend sollte sich unsere tägliche Ernährung bezogen auf die aufgenommenen Kalorien zu 15% aus Eiweiß, 30% aus Fett und 55% aus Kohlenhydraten zusammensetzen. Das bedeutet aber auch, dass die Reduktion einer Lebensmittelgruppe durch die Erweiterung einer anderen kompensiert werden muss, um 100% des täglichen Energiebedarfs zu erhalten. Die Realität in Deutschland sieht allerdings bereits jetzt etwas anders aus. Die Kohlenhydratzufuhr liegt im Mittel bei 45%, die Fettzufuhr bei 40% und Eiweiß bei 15%. Vor diesem Hintergrund sind die folgenden Trend-Ernährungsempfehlungen zu sehen

1.5.1 Low-Carb

Low-Carb (niedrige Kohlenhydratzufuhr) begründet sich durch die Beobachtung, dass eine Reduktion der täglichen Kohlenhydrataufnahme vor allem aus stärkehaltigen Lebensmitteln, Soft Drinks (Fructose) und Zucker zu einer Senkung des Risikos für Übergewicht, Diabetes und Herz-Kreislauf-Erkrankungen führt und einer Ernährung, die vorwiegend Fett reduziert, überlegen scheint (Hu et al. 2016; Bazzano et al. 2014). Weniger Kohlenhydrate heißt dann entweder mehr Fett oder mehr Eiweiß. Auf der Basis der Studien, die Low-Carb und Low-Fat verglichen haben, scheint eine Kompensation der fehlenden Kohlenhydratkalorien durch mehr Fett demnach der beste Weg zu sein. Darin liegt aber bereits das Risiko, besonders dann, wenn bereits Fettstoffwechselstörungen bestehen. Mehr Fett kann in diesem Zusammenhang nur bedeuten, mehr „gesunde" Fette, also pflanzliche Öle und die als gesund geltenden Omega 3-Fette aus Fisch. Dies setzt gute Kenntnisse und auch eine gewisse Disziplin im täglichen Umgang mit der Ernährung voraus. Es genügt nicht auf die Scheibe Brot oder die sogenannte Sättigungsbeilage (Nudeln, Kartoffeln) zu verzichten und den Hunger dann mit mehr Käse, Wurst oder Fleisch zu stillen. Hier sind eine gewissen Fantasie, ausreichend Zeit und Kochkenntnisse erforderlich, wenn es darum geht eine Low-Carb-Mischkost abwechslungsreich zuzubereiten.

Ein sicherlich guter Ansatz zur Reduktion der Kohlenhydrate ist der weitgehende Verzicht auf Zucker und Fructose (Softdrinks). Wird die tägliche Kohlenhydrataufnahme unter 35% reduziert, wie von manchen Vertretern gefordert, so nimmt auch der Anteil an Obst und Gemüse ab, was nicht als gesund gelten kann. Die Steigerung der Eiweißzufuhr durch Fleisch und Fleischprodukte, wie sie bei Low-Carb kompensatorisch erfolgt, führt direkt zu einem anderen Trend, der Paleo-Ernährung.

1.5.2 Paleo-Ernährung

Paleo-Ernährung (hohe Eiweißzufuhr) mit Paleo abgeleitet vom Zeitalter des Paläolithikums (2,5 Mio. Jahre bis 8000 Jahre v. Chr.) leitet sich aus der Überlegung ab, dass genetische Veränderungen, die die Ernährung des Menschen betreffen, so langsam ablaufen, dass wir im Wesentlichen noch mit dem Stoffwechsel in der Steinzeit und mit dem Mund für die Nahrungsaufnahme in der Neuzeit sind. Dieser Ansatz ist durchaus fragwürdig, da die Interpretation der Ernährung der Jäger und Sammler, wie sie von den Wissenschaftlern Eaton und Cordain gegeben wurde, in sich nicht stimmig ist.

Die Vertreter der Paleo-Diät orientieren sich an heute noch lebenden Jägern und Sammlern und stellen fest, dass diese trotz einer hohen Zufuhr an Fett seltener an Erkrankungen des Herzkreislaufsystems leiden. Aber nicht nur Herz-Kreislauf-Erkrankungen sollen durch diese Diät verhindert werden, sondern eine Vielzahl weiterer Erkrankungen, die, so die Vertreter der Paleo-Diät, darauf zurück zu führen sind, dass erst durch die Einführung der Landwirtschaft und den damit einhergehenden neuen Lebensmitteln (besonders denjenigen auf Getreidebasis) diese Erkrankungen, wie z. B. Diabetes, Bluthochdruck und Krebs aufgetreten sind.

Zurück zu den genetischen Wurzeln scheint ein zeitgemäßes Zurück-zur-Natur oder „Back to the roots"-Angebot zu sein. Loren Cordain, ein Sportmediziner, und Boyd Eaton, ein Anthropologe, als die wesentlichen Vertreter dieser Ernährungsform, haben die folgende Beschreibung gegeben:

> Die grundlegenden biochemischen und physiologischen Prozesse des Stoffwechsels haben sich seit dem Paläolithikum nicht wesentlich verändert. Dementsprechend kann gesagt werden, dass die typische Ernährung, die körperliche Aktivität und die Körperzusammensetzung der späten paläolithischen Menschen bis heute unverändert geblieben sind und als Modell für eine gesunde Lebensweise und Krankheitsvorbeugung gelten können.

Es handelt sich also um einen paläolithischen „Life style" und nicht nur um die paläolithische Ernährung! Dies sollte jedem bewusst sein, der sich für die Diät unserer Urahnen entscheidet.

Demzufolge soll eine Reihe von Nahrungsmitteln vollständig gemieden bzw. seltener verzehrt werden. Je nach Forum im Internet werden unterschiedliche Begründungen z. B. für die Vermeidung von Zucker oder Getreide gegeben. Im Folgenden sind einige der „Regeln" aufgeführt:

- Zucker in jeder Form macht dick und erzeugt Diabetes sowie weitere Krankheiten und sei für 50% aller ernährungsabhängigen Krankheiten verantwortlich.
- Getreide in jeder Form macht ebenfalls dick und erzeugt Diabetes, Allergien und andere, schwere Krankheiten.
- Keine Pflanzenfette verwenden, weil denen die wichtigen ungesättigten tierischen Fette, wie sie in Fisch und Wildfleisch vorkommen, fehlen.

- Keine Milch- und Milchprodukte, da Ursache vieler Krankheiten, nicht nur von Diabetes sondern auch Krankheiten, die durch Störungen des Immunsystems verursacht werden.
- Nicht zu viel Obst, denn auch in diesem sind die dick machenden Kohlenhydrate enthalten.

Streng genommen sind die Empfehlungen der Paleo-Vertreter nichts anderes als eine Low-Carb-Kost mit mehr Fett und Eiweiß. Eine aus den unterschiedlichsten Gründen vernünftige Einschränkung des Fleischverzehrs auf 2–3-mal/Woche und 2-mal/Woche Fisch, findet allerdings bei den Protagonisten der Paleo-Kost wenig Zustimmung. Aus gesundheitlicher Sicht kann eine Paleo-Ernährung, wenn sie analog zu Low-Carb auf stärkehaltige Produkte und Zucker weitgehend verzichtet, durchaus gesund sein. Reduziert man nun – allerdings entgegen den Empfehlungen der Paleo-Vertreter – die Fleischmenge, so kommt man rasch zu dem, was man als gesunde Ernährung bezeichnen kann.

1.6 Wie sieht denn nun eine gesunde Ernährung wirklich aus?

Vereinfacht ausgedrückt ist eine gesunde Ernährung eine Ernährung, die nicht krank macht! Wie ist das zu verstehen? Das ergibt sich im Prinzip aus dem vorab Beschriebenen. Jede Form der einseitigen Ernährung birgt das Risiko einer Unterversorgung mit essenziellen Mikronährstoffen. Und dies kann krank machen bzw. eine Krankheit verschlimmern. Nun können wir kaum die tägliche Zufuhr berechnen oder versuchen, diese für unsere Ernährung zu analysieren. Auch Blutbestimmungen, mit der Ausnahme von Vitamin D, geben uns keinen Hinweis, ob die Versorgung mit Mikronährstoffen ausreichend ist, da Blutwerte erst dann erniedrigt sind, wenn ein Defizit stärker ausgeprägt ist. Was können wir also tun? Die Frage lässt sich einfach beantworten: Mischen und variieren. Je vielseitiger die Ernährung in der Zusammensetzung aber auch in der Zubereitung ist, desto näher kommen wir einer Ernährung, die uns all das liefert was wir brauchen und uns nicht krank macht.

Als Beispiel einer gesunden Ernährung, die auch geeignet ist, bereits bestehende Fettstoffwechselstörungen oder Diabetes günstig zu beeinflussen wird immer wieder die sogenannte DASH (Dietary Approaches to Stop Hypertension)-Diät heran gezogen (http://dashdiet.org/what_is_the_dash_diet.asp). Diese wurde zur Vermeidung bzw. Behandlung des hohen Blutdrucks entwickelt, hat aber auch positive Effekte bei Diabetes und Herz-Kreislauf-Erkrankungen gezeigt.

Lebensmittel	Zahl der Portionen/Tag bei 1600–3100 kcal
Getreide, Getreideprodukte (mindestens 3 davon als Vollkorn)	6–12
Obst	4–6
Gemüse	4–6
Fettarme Milchprodukte	2–4
Mageres Fleisch, Geflügel, Fisch	1,5–2,5
Nüsse, Keimlinge, Bohnen	3–6 / Woche
Fett und Süssigkeiten	2–4

Diese Zusammenstellung, der DASH Diät, muss nicht zwanghaft umgesetzt werden. Sie stellt Mittelwerte dar, die über einen Zeitraum von einer Woche erreicht werden können. Ändert man nun noch die Zubereitungsformen bei Obst und Gemüse (roh, blanchiert, gekocht, eingelegt etc.) so kann dies zu einer abwechslungsreichen und gesunden Ernährung führen. Dabei berücksichtigt die DASH-Diät keine Portionsgrößen, sodass auch Freunde einer mehr Fleischorientierten oder kohlenhydratarmen Ernährung auf ihre Kosten kommen. Auch bei der Wahl der Fleischsorten oder des Gemüses lässt die DASH Diät jeden denkbaren Freiraum, sodass es auch hier möglich ist zu variieren. Über die Frage, wie oft Fisch verzehrt werden sollte, lässt sich erklecklich streiten. Nach derzeitigen Erkenntnissen scheint es vernünftig zu sein, 2-mal/Woche Fisch zu verzehren und 2-mal/Woche Fleisch. Was der DASH-Diät fehlt sind Angaben zum Verzehr von Eiern. Hier gibt es von Ausnahmen abgesehen heute kaum noch Einschränkungen, d. h. ein Ei/Tag ist keinesfalls falsch. Die Analyse der DASH Diät führt zu dem Ergebnis, dass eine solche Zusammenstellung der Lebensmittel die Versorgung mit Mikronährstoffen bei Gesunden sichern kann, ergo das ist, was unter einer gesunden Ernährung zu verstehen ist.

Was aber, wenn die Versorgung nicht ausreicht? Und wen betrifft das? Stimmt es, dass sich in Deutschland jeder gesund ernähren kann, wenn er nur will?

1.7 Verborgener Hunger (Hidden Hunger) – Folgen der Unterversorgung

Verborgener Hunger, also eine unbemerkte Mangelversorgung mit Mikronährstoffen, ist in erster Linie ein Problem von Ländern mit geringem Einkommen. Die WHO schätzt, dass weltweit 2–3 Milliarden Menschen unter verborgenem Hunger leiden. Insbesondere gibt es eine Unterversorgung mit Vitamin A, Eisen und Zink; in westlichen Industrienationen zunehmend häufig auch mit Folsäure und Vitamin D.

Verborgener Hunger hat besonders in der Schwangerschaft und dadurch in den ersten 2 Lebensjahren der Kinder teilweise erhebliche Folgen. Die Kinder werden untergewichtig und mit häufig unreifen Organfunktionen geboren. Ihr Wachstum und die kognitive Entwicklung sind mehr oder weniger stark eingeschränkt, was oft nicht mehr aufgeholt werden kann.

Die typischen Entwicklungsstörungen, wie sie bei den häufiger anzutreffenden Defiziten auftreten, sind in der folgenden Tabelle aufgelistet (◘ Tab. 1.2).

Die genannten vier Mikronährstoffe weisen zahlreiche Interaktionen untereinander auf. Deshalb ist es nicht möglich die Entwicklungsstörungen oder eine Infektanfälligkeit einem

◘ Tab. 1.2 Typische Folgen eines Mangels an einigen wichtigen Mikronährstoffen

Mikronährstoff	Mangelerscheinungen
Eisen	Störung der mentalen und körperlichen Entwicklung Schwangerschaft: erhöhte Sterblichkeit der Mutter und des Neugeborenen
Vitamin A	Erblindung, Atemwegsinfekte Schwangerschaft: Entwicklungsstörung, Lungenfunktionsstörung des Neugeborenen
Zink	Störung der mentalen und körperlichen Entwicklung Durchfallerkrankungen des Kindes mit Steigerung des Defizits
Jod	Störung der mentalen Entwicklung Schwangerschaft: Entwicklungsstörung, angeborene Taubheit

isolierten Vitamin-A-Mangel oder einem kombinierten Mangel an Zink und/oder Eisen bzw. Jod zuzuordnen. Hinzu kommt, dass oft noch andere unbemerkte Defizite bestehen, die ebenfalls Einfluss auf die Entwicklung haben können

Hidden Hunger als Folge oder auch typisches Merkmal der Mangelernährung und Infektionskrankheiten haben einen sich gegenseitig verstärkenden Effekt. Das bedeutet, dass bereits eine moderate Mangelernährung (ohne klinische Zeichen) im Falle einer Infektion diese deutlich verschlechtern kann. Das Immunsystem ist bereits frühzeitig geschwächt und folglich nicht in der Lage, adäquat zu reagieren. Pelletier et al. haben 1995 in Untersuchungen zur Kindersterblichkeit in 53 Ländern festgestellt, dass der negativ verstärkende Effekt der Mangelernährung auf den Krankheitsverlauf für 56 % aller kindlichen Todesfälle verantwortlich gemacht werden kann. Der Grad der Mangelernährung muss dabei nicht sehr ausgeprägt sein. Immerhin sind, bezogen auf die Gesamtheit der Todesfälle, nur 17 % mit schwerer Mangelernährung verbunden, 83 % entfallen auf milde Formen, d. h., die Ursache ist der Hidden Hunger. Eine Mangelernährung nicht zu beheben, spielt mit dem Leben der Kinder.

Sie spielt aber nicht nur mit dem Leben der Kinder, sondern mit ihrer Zukunft. Je mehr dieser verborgene Hunger „im Verborgenen" belassen wird, desto geringer sind die Chancen der Betroffenen, den verheerenden Kreislauf aus Armut und Mangelernährung zu verlassen.

1.7.1 Was geht uns das an?

Inwieweit gibt es den verborgenen Hunger auch in Industrienationen? Hat dieser vergleichbare Folgen und wenn ja, was wird dagegen getan? Armut ist in unseren westlichen Zivilisationen kein neues Thema. Die Zahl der Armen, besonders der armen Kinder, steigt und wird in nationalen Armutsberichten in ähnlich sachlicher Weise erfasst, wie die Hungernden der Welt durch die internationalen Organisationen. In den reichen Ländern können sich Politik und Gesellschaft kaum vorstellen, dass bei einem Überangebot an Lebensmitteln so etwas wie verborgener Hunger existieren und gar Folgen haben kann.

In Deutschland lebten 2005 17 Prozent der Männer und 21 Prozent der Frauen unter der Armutsgrenze. Im Dezember 2012 offenbarte der Schattenbericht der Nationalen Armutskonferenz (nak), dass deutschlandweit bis zu 16 Millionen Menschen in Armut leben. Es ist nicht näher bekannt, ob diese Menschen ausreichend ernährt sind, weil entsprechende Studien bis heute fehlen. Rund 30 Millionen Kinder, so die UNICEF-Vergleichsstudie, wachsen in den 35 reichsten Staaten der Welt in relativer Armut auf. 1,2 Millionen davon leben in Deutschland. In Deutschland erhält eines von 20 Kindern keine warme Mahlzeit täglich.

Ernährungssicherheit, so die Welternährungsorganisation FAO, als Voraussetzung für eine gesunde und für die körperliche Entwicklung notwendige Ernährung ist dann gegeben, wenn die Menschen dauerhaft Zugang zu gesunden und nahrhaften Lebensmitteln haben. Es steht aber fest: Der Hartz-IV-Satz reicht für die gesunde Ernährung von Kindern nicht aus. Je nach Alter kostet eine kindgerechte Ernährung mit allen erforderlichen Nährstoffen zwischen drei und sechs Euro pro Tag und Kind. Aber selbst der Hartz-IV-Höchstsatz sieht für die Ernährung täglich nur zwischen zwei und drei Euro in der Altersgruppe der unter 14-Jährigen vor (Kersting et al. 2016).

Auch in Deutschland wird über häufigere Erkrankungen von Kindern, die in Armut leben, sowie häufigere psychische und physische Probleme berichtet, allerdings wird erstaunlicherweise kein Bezug zu einer möglichen Mangelernährung hergestellt (Pfeiffer et al. 2016; Prell et al.

2005). Eine Studie, die die Situation in Europa untersucht hat, kommt zu dem Ergebnis, dass auch in Europa Körpergröße, Erkrankung und Lebenserwartung in Beziehung stehen (Bozzoli et al. 2009). Eine deutliche Abweichung von der mittleren Körpergröße während der Wachstumsphasen kann also auch immer ein Zeichen für frühkindliche Mangelernährung sein.

Welche Bedeutung die Ernährung für eine verzögerte physische Entwicklung hat, wird leider ebenso wenig untersucht wie die kognitive Entwicklung der Kinder. Dies ist ein Dilemma in hoch entwickelten Nationen, da hier verständlicherweise eine Mangelernährung bzw. ein Hidden Hunger kaum vorstellbar ist. Und doch gibt es Hinweise darauf, dass dies auch bei uns in Deutschland so sein könnte.

Reicht das Geld für eine ausgewogene Ernährung nicht aus so bleibt oft keine andere Wahl. Die Einschränkung der Mittel für die tägliche Ernährung geht dann auf Kosten der Lebensmittelqualität und ist damit auch eine wesentliche Ursache für das dreimal häufiger auftretende Übergewicht bei Kindern aus armen Verhältnissen.

Zu demselben Ergebnis kommt der 3. Armuts- und Reichtumsbericht der Bundesregierung (2012)

» Bei Kindern und Jugendlichen zeigen sich zusätzlich Entwicklungsdefizite, Unterversorgung mit der Folge gesundheitlicher Probleme und soziale Benachteiligungen, etwa durch mangelnde Integration in der Schule und unter den Gleichaltrigen. Es besteht auch ein Zusammenhang zwischen gesundheitlicher Entwicklung (körperlich und seelisch) und materieller Versorgung. Ernährungs- und Gesundheitsverhalten sind beeinträchtigt: je knapper die sozioökonomischen Ressourcen, desto schlechter ist auch die Ernährung (Kamensky et al. 2000). Beeinträchtigt werden auch die kognitive und sprachliche Entwicklung sowie die schulischen Leistungen von Kindern (Holz und Puhlmann 2005).

Weiter heißt es:

» Nach den Daten des SOEP (Soziooeconomisches Panel) ist das Armutsrisiko von Kindern, anders als nach der europäischen Statistik, mit einem Unterschied von 8 Prozentpunkten deutlich höher als in der Gesamtbevölkerung. Ihr Armutsrisiko ist danach zwischen 2002 und 2005 mit 4 Prozentpunkten auch stärker angestiegen als in der Gesamtbevölkerung.

Armut und Mangelernährung hängen auf fatale Weise zusammen. Wer arm ist, kann sich und seine Kinder oft nicht ausreichend ernähren. Wer mangelernährt ist, insbesondere in der frühen Kindheit, hat ein hohes Risiko, in der Armut zu verbleiben. Ein wichtiger Schritt zur Vorbeugung der Mangelernährung, eine flächendeckende kostenfreie gesunde Ernährung in Kindertagesstätten anzubieten, wurde bisher nicht umgesetzt. Das Beispiel der skandinavischen Länder, in denen dies seit langer Zeit erfolgt, zeigt, dass die Kinder gesünder sind, der Anteil an übergewichtigen Kindern geringer und damit weitaus mehr Kosten im Gesundheitswesen eingespart werden können, als für die Maßnahme ausgegeben.

1.8 Jeder kann sich gesund ernähren?

Was gesunde Ernährung wirklich ist, wissen viele Menschen trotz aller Propaganda meist nicht. Dies mag auch daran liegen, dass diejenigen, die DIE gesunde Ernährung propagieren, es auch nicht so genau wissen. Ob „5 am Tag", Low-Carb, vegetarisch oder vegan, jeder folgt den jeweiligen Empfehlungen und ist davon überzeugt, dass dies die Ernährung ist, die ihn vor allerlei Krankheiten wie Herzinfarkt, Krebs oder Alzheimer schützen wird. Dabei gibt es eigentlich eine ganz einfache Erklärung: Gesunde Ernährung ist eine Nahrungszusammenstellung, die unseren Stoffwechsel und unser Immunsystem so versorgt, dass sie optimal funktionieren, also gut vorbereitet sind für Krisenzeiten, wenn entweder einmal nicht gegessen werden kann, der Organismus mehr braucht oder die Infektionsgefahr zunimmt. Im gesunden Zustand kann auch eine nicht so gute Versorgung eine Zeit lang „verschmerzt" werden. Ist der Organismus jedoch krank oder stark beansprucht, so kann sich eine Unterversorgung durch eine unzureichende Funktion verschiedener Organe bemerkbar machen.

Gesunde Ernährung ist eine Mischkost, die uns mit bedarfsgerechter Energie sowie den lebensnotwendigen essenziellen Mikronährstoffen und Aminosäuren für einen aktiven Lebensstil ausreichend versorgt. Die Energie erhalten wir mit den Makronährstoffen Fett, Eiweiß, Kohlenhydrate, die zugleich auch Träger der nicht energieliefernden essenziellen Mikronährstoffe sind (Vitamine, Minerale, Spurenelemente, einige Aminosäuren). Um diese Versorgung sicherzustellen ist ein breites Spektrum an Lebensmitteln, zu denen auch tierische gehören, erforderlich. Also die sogenannte ausgewogene Mischkost, wie wir sie aus unserer traditionellen und durchaus auch lokalen Küche kennen. Folglich birgt auch jede einseitige Ernährung, die auf Lebensmittelgruppen verzichtet, ob gewollt oder ungewollt, das Risiko einer schlechten Versorgung mit Mikronährstoffen. Dies lässt sich auch nicht durch chemische Supplemente korrigieren.

Wie lässt sich gesunde Ernährung im Rahmen eines gesunden Lebensstils umsetzen? Vielleicht mit Blick auf die Vergangenheit unserer Großeltern oder noch frühere Zeiten. Da gab es in der alltäglichen Küche weder jeden Tag Fleisch noch Wurst. Gemüse war im Verhältnis zu tierischen Produkten stärker vertreten, etwa im Verhältnis 2:1. Es war jahreszeitlich angepasst und es wurde häufiger auf dem lokalen Markt erworben. Fleisch war im Vergleich zu Gemüse teurer und schon deshalb nicht ständig auf dem Tisch. Die Kenntnisse über die einzelnen Lebensmittel waren besser und ebenso der küchentechnische Umgang mit diesen. Es gab weniger und das Angebot wechselte. Letztlich war dadurch auch die Achtung vor dem Lebensmittel eine andere als heute. Das ergab sich schon aus den Mitteln, die für Ernährung aufgewandt werden mussten. 1850: 61%, 1900: 57%, 1950: 44%, 1960: 38%, 1970: 25% und seit 2000 bis heute nahezu unverändert 13,5%. Derzeit liegen die Ausgaben der reicheren Haushalte bei 11%, die der ärmeren zwischen 15 und 20%. Die ärmeren Haushalte müssen demnach sehr viel mehr ihrer Mittel für Ernährung aufwenden. Das bedeutet aber auch, dass steigende Preise für Lebensmittel oder weiter sinkendes Einkommen entweder zu einer Einschränkung anderer Ausgaben führen muss oder aber die Qualität der Lebensmittel durch gezielten Einkauf preiswerter Nahrung auf der Strecke bleibt.

Zweifellos ist es gut, dass wir mehr Lebensmittel haben und auch Convenience Food (Fertigprodukte bzw. Lebensmittel, die eine einfache, auch arbeitssparende Vor- oder. Zubereitung bieten) hat seine Vorteile. Bei der Suche nach dem, was eine gesunde Ernährung ist, wissen wir jedoch viel zu wenig um diese genau definieren zu können. Wir müssen uns auf Beobachtungsstudien verlassen und dürfen dabei nicht vergessen, dass wir Daten aus den USA ebenso wenig auf uns übertragen können wie Daten aus Japan. Dennoch sind wir geneigt dies zu tun, wenn es darum geht zu begründen, wie wir gesund altern können. Denn das ist doch das eigentliche Ziel der gesunden Ernährung. Nicht dadurch noch älter zu werden, als dies bisher möglich scheint, sondern wenn alt werden, dann soweit möglich körperlich und geistig gesund zu bleiben.

1.9 Fazit

Gesunde Ernährung ist nicht mehr und nicht weniger als eine qualitativ wie quantitativ ausgewogene Mischkost. Der Mensch ist Omnivore – ein Allesesser – und damit an ein Ernährungsmuster durch die Evolution adaptiert, welches ihn mit allem versorgt, was er zur Entwicklung benötigt. Dies steht ganz im Einklang mit den beiden „Zielen" der Evolution: Überleben und Reproduktion und hat dazu beigetragen, dass die menschliche Linie des gemeinsamen Stammbaums mit den Affen nun seit fast 7 Millionen Jahren ein Erfolgskonzept ist. Wir sollten eine solche gesunde Ernährung für jeden Menschen sicherstellen können.

Literatur

Albanes D et al. (1995) Effects of alpha-tocopherol and beta-carotene supplements on cancer incidence in the Alpha-Tocopherol Beta-Carotene Cancer Prevention Study (ATBC). Am J Clin Nutr. Dec;62(6 Suppl):1427S–1430S.
Alexander DD et al. (2015) Red meat and colorectal cancer: a quantitative update on the state of the epidemiologic science. J Am Coll Nutr;34(6):521–543
Baten J, Böhm A (2010) Childrens height and parental unemployment: a large-scale anthropometric study on eastern Germany, 1994–2006. German Economic Review 11:1–24
Bazzano LA et al. (2014) Effects of low-carbohydrate and low-fat diets. Ann Int Med 161:309–318 http://dashdiet.org/what_is_the_dash_diet.asp
Boeing R et al. (2012) Stellungnahme Gemüse und Obst in der Prävention ausgewählter chronischer Krankheiten der Deutschen Gesellschaft für Ernährung.
Bouvard V et al. (2015) Carcinogenicity of consumption of red and processed meat. The Lancet Oncology.;16(16):1599–1600
Bozzoli C, Deaton A, Quintana-Domeque C (2009) Adult Height and Childhood Disease Demography 46:647–669
Burkert NT et al. (2014) Nutrition and health - The association between eating behavior and various health parameters: A matched sample study. PloS One;9(2):e88278
Chan D et al. (2011) Red and processed meat and colorectal cancer incidence: Meta-analysis of prospective studies. PLoS One;6(6)e20456
Chang-Claude J et al. (2005) Lifestyle determinants and mortality in German vegetarians and health-conscious persons: results of a 21 year follow up. Cancer Epidemiol Biomarkers Prev. 2005;14(4):963–968
Davey GK et al. EPIC-Oxford: lifestyle characteristics and nutrient intake in a cohort of 33.883 meat-eaters and 31.546 non meat-eaters in the UK. Public Health Nutrition 2003;6:259–269
du Prell, Krämer U, Ranft U (2005) Changes in social inequality with respect to health-related living conditions of 6-year-old children in East Germany after re-unification. BMC Public Health. 2005 Jun 8;5:64.
Egeberg R et al. (2013) Associations between red meat and risks for colon and rectal cancer depend on the type of red meat consumed J Nutr.;143(4):464–72
English DR et al. (2004) Red meat, chicken and fish consumption and risk of colorectal cancer. Cancer Epidemiol Biomarkers Prev.;13(9):1509–1514
Global BMI Mortality Cooperation (2016) Body mass index and all cause mortality: individual-participant-data-meta-analysis of 239 prospective studies in four continents. Lancet doi: 10.1016
Hu T et al. (2016) Adherence to low carbohydrate and low fat diets in relation to weight loss and cardiovascular risk factors. Obesity Science and Practice doi 10.1002
Hung et al. (2004) Fruit and Vegetable Intake and Risk of Major Chronic Disease JNCI, 96: 1577–1586
IARC (2015) Monographs evaluate consumption of red meat and processed meat. Press release;26-10-2015
Kersting M et al. (2016) Critical dietary habits in early childhood: principles and practice. In: Biesalski HK, Black RE (eds): Hidden Hunger. Malnutrition and the First 1,000 Days of Life: Causes, Consequences and Solutions. World Rev Nutr Diet. Basel, Karger, vol 115, pp 24–35
Kersting M. (2016) Critical dietary habits in early childhood - principles and practice. In Biesalski HK, Black R, editors. Ann Nutr. Met. 115 Basel: Karger;
Key TJ et al. (2009) Cancer incidence in vegetarians: results from the European Prospective Investigation into Cancer and Nutrition. Am J Clin Nutr.; 89 (4):1620S–1626S

Krebsprävention durch Ernährung 1(999)Robert Koch-Institut

Larsson CL, Johansson GK (2002) Dietary intake and nutritional status of young vegans and omnivores in Sweden. Am J Clin Nutr.;76:100–106

Lippi G et al. (2015) Red meat consumption and ischemic heart disease. A systematic literature review. Meat science. 2015;108:32–36

Max-Rubner-Institut (2008) Institut Bundesforschungsinstitut für Ernährung und Lebensmittel https://www.bmel.de/SharedDocs/Downloads/Ernaehrung/NVSsiehe

Norat T et al. (2005) Meat, fish and colorectal cancer risk: the European prospective investigation into cancer and nutrition. J Natl Cancer Inst.;97(12):906–916

Omenn GS et al. (1996) Chemoprevention of lung cancer: the beta-Carotene and Retinol Efficacy Trial (CARET) in high-risk smokers and asbestos-exposed workers. IARC Sci Publ.;(136):67–85.

Pelletier EL, Frongillo DA Jr., Schröder DG, Habich JP (1995) The effects of malnutrition on childhood mortality in developing countries. Bull WHO 73:443–448

Pfeiffer S et al. (2016) Hidden and neglected: Food Pverty in the global north - the case of Germany. in: Biesalski HK, Black RE (eds): Hidden Hunger. Malnutrition and the First 1,000 Days of Life: Causes, Consequences and Solutions. World Rev Nutr Diet. Basel, Karger, vol 115, pp16–23

Pham NM et al. (2014) Meat consumption and colorectal cancer risk: An evaluation based on a systematic review of epidemiological evidence among the Japanese population. Jpn J Clin Oncol;44(7):651–650

Powers HJ (1995) Riboflavin-iron interactions with particular emphasis on the gastrointestinal tract. Proc Nutr Soc;54(2):509–517

Rohrmann S et al. (2013) Meat consumption and mortality - results from the European prospective investigation into cancer and nutrition. BMC Medicine.;11:63–75

Wang X et al. (2014) Fruit and vegetable consumption and mortality from all causes, cardiovascular disease, and cancer: systematic review and dose-response meta-analysis of prospective cohort studies. BMJ. 349: 5472–5488

Williams RW (1908) The natural history of cancer with special reference to is causation and prevention. W. Heinemann, London

Bewegung: Gesundheit erhalten – Krankheit vermeiden

Christine Graf

2.1 Grundlegendes zu Beginn – 24

2.2 Definition körperlicher Aktivität und Leistungsfähigkeit – 25

2.3 Ausgewählte (zell)biologische/physiologische Wirkmechanismen von Bewegung – 26

2.4 Stufen der körperlichen Aktivität und die Folgen – 28
2.4.1 Sitzende Tätigkeiten/Inaktivität – 28
2.4.2 Alltagsaktivitäten – Bewegung im Alltag – 28
2.4.3 Moderate bis intensive körperliche Aktivität – 29
2.4.4 Zusätzliche Aspekte der moderaten bis intensiven Aktivität – 30

2.5 Bewegung und Sport bei ausgewählten Erkrankungen – 30
2.5.1 Übergewicht und Adipositas – 30
2.5.2 Arterielle Hypertonie – 32
2.5.3 Chronisch obstruktive Bronchitis (COPD) – 33
2.5.4 Tumorerkrankungen – 34
2.5.5 Neurodegenerative Erkrankungen – 35

2.6 Risiken im Sport – 35

2.7 Fazit und Herausforderungen – 36

Literatur – 36

© Springer-Verlag GmbH Deutschland 2018
H.K. Biesalski, C. Graf, *Ernährung und Bewegung – Wissenswertes aus Ernährungs- und Sportmedizin*, https://doi.org/10.1007/978-3-662-54027-5_2

Auf den Punkt gebracht
Bewegung
- Jeder Mensch – ob gesund oder krank – sollte und kann sich sportlich betätigen.
- Körperliche Aktivität erhöht Leistungsfähigkeit, Lebensqualität und -zufriedenheit sowie Lebenszeit – bei Gesunden wie bei Patienten.
- Sport und Bewegung haben einen hohen Stellenwert sowohl in der Prävention als auch in der Behandlung von Krankheiten.
- Sport unterstützt die Erhaltung eines normalen Körpergewichts.
- Mindestens 150 Minuten Bewegungszeit pro Woche lautet die einheitliche Empfehlung. Als Ziel gilt, moderater, wenn möglich intensiver Sport an 5 Tagen pro Woche mit einer Dauer von 30, besser 45 Minuten.
- Trainiert werden sollen Ausdauer, Kraft, Koordination und Flexibilität.
- Die Sportarten können nach Neigung und Fähigkeiten ausgesucht werden. Patienten sollten zumindest am Anfang zur Unterstützung und Anleitung spezielle Sportgruppen in Anspruch nehmen.
- Sportmedizinische Untersuchungen sind zur Vermeidung möglicher Risiken sinnvoll (◘ Abb. 2.1).

2.1 Grundlegendes zu Beginn

Herz-Kreislauf- und Stoffwechselerkrankungen wie Diabetes und chronische Atemwegserkrankungen sowie Krebs, neurologische Erkrankungen und Krankheiten des Bewegungsapparates machen etwa 60% aller Todesfälle bzw. 44% der vorzeitigen Todesfälle aus (WHO 2011). Wesentliche Ursache dieser zunehmenden Erkrankungen ist der heutige Lebensstil – vor allem die hochkalorische Kost und der Bewegungsmangel. Umgekehrt ist der Nutzen von körperlicher Aktivität in der Prävention und Rehabilitation für sämtliche der genannten Krankheiten zunehmend belegt (Matheson et al. 2013). Dies gilt besonders für Stoffwechsel- und Herz-Kreislauf-Erkrankungen (die sog. kardiometabolischen Krankheiten) und deren Risikofaktoren (Eckel et al. 2014). Neben einer Reduktion der Sterblichkeit (Mortalität) und Krankheitshäufigkeit und -schwere (Morbidität) hat eine Steigerung der körperlichen Leistungsfähigkeit (Anstieg der metabolischen Einheiten [MET] um 35% bzw. der maximalen Sauerstoffaufnahme [VO_2max] um 5%) folgende Effekte (mod. nach Swift et al. 2013 sowie Graf u Halle 2015):

- **Effekte der Steigerung der körperlichen Leistungsfähigkeit**

- **Ökonomisierung der Herzarbeit**
  - Reduktion von Ruhepuls und Blutdruck
  - Verbesserung des Herzfrequenzverhaltens
- **Verbesserung der Fließeigenschaften des Blutes**
- **Verbesserung des Fettstoffwechsels**
  - Abnahme des Gesamtcholesterins um 5%, des LDL-Cholesterins (Low Density Lipoprotein) um 2%, des LDL/HDL (High Density Lipoprotein)-Quotienten um 5% und der Triglyzeride (Fettsäuren) um 15–50%

- Steigerung des HDL-Cholesterins um 6%
- **Verbesserung des Kohlenhydratstoffwechsels**
  - Steigerung der Insulinsensitivität
  - Abnahme von HbA1c (Glykohämoglobin: Hämoglobin, an das sich ein Molekül Zucker angelagert hat; wichtiger Laborwert bei Diabetes für die die Qualität der Blutzuckereinstellung)
- **Reduktion immunologischer Reaktionen und chronischer Entzündungen (Inflammation),** die u. a. die Entstehung einer Arteriosklerose begünstigen können
  - Abnahme des hochsensitiven C-reaktiven Proteins (CRP, ein Laborwert für eine Entzündungsreaktion, der auch zur Beurteilung des kardialen und peripheren vaskulären Risikos dient) um 40%
- **Einfluss auf Adipositas**
  - Abnahme des BMI um 1.5% und des Körperfettanteils um 5%
- **Einfluss auf psychosoziale Faktoren**
  - Minderung von Depressionen, Ängsten, sozialer Isolation, Somatisierung, psychosozialem Stress sowie Steigerung der Lebensqualität

Darüber hinaus sind Vorteile und Nutzen von Sport und Bewegung inzwischen auch umfassend bei Tumorerkrankungen, chronisch obstruktiver Bronchitis (COPD) und neurodegenerativen Erkrankungen nachgewiesen worden. Es muss daher nicht mehr diskutiert werden, „warum Bewegung", sondern vielmehr, „wie lassen sich Menschen in Bewegung bringen". Auch die aktuellen Bewegungsempfehlungen für die Prävention nicht übertragbarer Erkrankungen unterscheiden zwar hinsichtlich der postulierten Wirkmechanismen, jedoch nicht inhaltlich (z. B. Liu et al. 2016). Allerdings müssen Bewegungsempfehlungen in der Therapie spezifischer Krankheiten deren Besonderheiten und den individuellen Patientenzustand berücksichtigen.

Ein neuer zusätzlicher Aspekt in der Sportmedizin ist die Betrachtung unnötiger Sitzzeiten in Alltag und Freizeit. Chau et al. (2013) fassten in einer Metaanalyse sechs Studien mit knapp 600.000 Personen zusammen. Die Daten zeigten ein um 34% höheres Mortalitätsrisiko bei Menschen, die mehr als zehn Stunden täglich saßen. Allerdings wiesen Basterra-Gotari et al. (2014) in einer anderen Untersuchung auf Unterschiede bei der „Sitzart" hin; die negativen Folgen, insbesondere eine gesteigerte Mortalität werden vor allem mit Fernsehen und weniger mit der PC-Nutzung oder Autofahrten in Verbindung gebracht.

Der vorliegende Beitrag behandelt daher die Definition von körperlicher Aktivität und Leistungsfähigkeit sowie die Empfehlungen zu Bewegung bzw. Reduktion der Inaktivität gesunder Erwachsener für die Prävention von nicht übertragbaren Erkrankungen. Darüber hinaus werden die Besonderheiten körperlicher Aktivität bei ausgewählten Krankheiten wie Adipositas, Hypertonie, COPD (Chronic Obstructive Pulmonary Disease, also chronisch obstruktive Lungenerkrankung), Tumor- und neurodegenerative Erkrankungen dargestellt sowie die möglichen Risiken und deren Vorbeugung.

2.2 Definition körperlicher Aktivität und Leistungsfähigkeit

Definiert wird körperliche Aktivität als jede Bewegungsform, die mit einer Steigerung des Energieverbrauchs einhergeht (Caspersen et al. 1985; Fletcher et al. 2005). Sport gilt als geplante, strukturierte, wiederholte Aktivität mit dem Ziel, die Fitness zu verbessern und zu erhalten.

Unter Fitness wird neben der körperlichen Leistungsfähigkeit, insbesondere des Herzens und der Lunge, auch die Flexibilität und Muskelkraft sowie die Körperkomposition, also vor allem das Verhältnis von Muskelmasse zu Fettmasse, verstanden (Graf u. Ferrari 2015).

Unterschieden werden die Dauer und die Häufigkeit der körperlichen Aktivität von der „Dosis". Letztere stellt den Energieaufwand dar, d. h. die Intensität als Rate des Energieverbrauchs. Die maximale Sauerstoffaufnahme (VO_2max in l/min) ist eine Messgröße für die Fähigkeit des Körpers, während einer sportlichen Belastung ein Sauerstoffdefizit einzugehen (aerobe Leistungsfähigkeit). Ab einer bestimmten Intensität kann der Körper den Muskeln nicht mehr genügend Sauerstoff zur **aeroben** Energieversorgung zu Verfügung stellen. Sie wird gemessen, wenn die Belastung abgebrochen wird. Die VO_2max wird dann bei Erreichen eines O_2-Aufnahme-Plateaus bestimmt. Normalwerte der VO_2max liegen bei 20- bis 30jährigen Männern bei 43 ml/kg KG, bei gleichaltrigen Frauen bei 36 ml/kg KG (Maud et al. 1995). Die am Ende der Belastung erreichte O_2-Aufnahme wird als VO_2 Peak bezeichnet und wird ebenfalls zur Beurteilung des Leistungsniveaus herangezogen. Die maximale aerobe Leistungsfähigkeit kann auch als metabolische Einheit/metabolisches Äquivalent (MET) angegeben werden. 1 MET entspricht dem Energieumsatz in Ruhe mit einer Sauerstoffaufnahme von 3,5–5 ml/(min · kg KG). Bei einem 70 kg schweren Erwachsenen entspricht der Energieverbrauch von 1 MET etwa 1,2 kcal/min. 3 MET unter Belastung bedeuten das 3-fache des Energieumsatzes in Ruhe. Mit Hilfe der MET wird eine Vergleichbarkeit verschiedener Belastungsformen möglich.

Die körperliche Aktivität wird wie folgt eingeteilt (mod. nach Pate et al. 1995; Sedentary Behaviour Research Network 2012):
- Leichte Tätigkeiten: < 3 METs oder < 4 kcal/min bzw. weniger als 75 Watt
- Moderate Tätigkeiten: 3–6 METs oder 4 – 7 kcal/min bzw. 75–100 Watt bzw. 40 – 60% der VO_2max
- Intensive Tätigkeiten: > 6 METs oder > 7 kcal/min bzw. mehr als 100 Watt bzw. mehr als 60% VO_2max
- „Belastungen" unter 1,5 METS gelten als inaktiv bzw. „sedentary"; um dies aber deutlich von Alltagsaktivitäten zu unterscheiden, ist es sinnvoller die „Sitz- oder Liegezeit" zu nehmen (Gibbs et al. 2015)

Die Leistungsfähigkeit/Fitness berechnet oder gemessen als VO_2max oder VO_2 Peak oder MET gilt als Indikator für Gesundheit oder Krankheit (Despres 2016). So ist eine bessere Fitness mit einer geringeren Mortalität und Morbidität verbunden (Myers et al. 2002). Eine Steigerung der Leistungsfähigkeit um 1 MET oder eine Steigerung des wöchentlichen Kalorienverbrauchs um 1000 kcal war mit einer um 20% reduzierten Mortalität assoziiert (Myers et al. 2004).

2.3 Ausgewählte (zell)biologische/physiologische Wirkmechanismen von Bewegung

Die Auswirkungen von Bewegung auf Gesundheit und Krankheit sind vielfältig. Grundlage der klinischen Veränderungen sind zelluläre und molekularbiologische Prozesse wie die Verbesserung der Gefäßfunktion, u. a. durch die Steigerung der Produktion von Stickstoffmonoxid (NO für Nitric Oxide), die Ausschüttung endothelialer Progenitorzellen (im Blut zirkulierende Vorläuferzellen bzw. determinierte Stammzellen mit der Fähigkeit sich zu Endothelzellen von Blutgefäßen, z. B. des Herzens, zu entwickeln), aber auch durch die Beeinflussung zentraler Signalwege im Bereich des Fett- und Kohlenhydratstoffwechsels. Derzeit stehen die sogenannten

2.3 · Ausgewählte (zell)biologische Wirkmechanismen

Adipozytokine und Myokine sowie epigenetische Regulationsmechanismen im Zentrum der Forschung, weil sie als hormonaktive Stoffe in den Stoffwechsel eingreifen. Adipozytokine werden von Zellen des Fettgewebes produziert. Fettgewebe dient also nicht nur als „Energiespeicher", sondern das (viszerale) Fettgewebe gilt inzwischen als ein hochaktives endokrines Organ, das eine Vielzahl von Faktoren produziert, die eine Rolle bei der Regulierung des Fett- und Kohlenhydratstoffwechsels spielen (zusammengefasst in Lehr et al. 2012) und zu kardiovaskulären und metabolischen Erkrankungen beitragen.

Zu diesen Adipozytokinen zählen u. a. die sogenannten Botenstoffe aus Adipozyten wie Leptin, Adiponectin, Interleukin-6 (IL-6), Resistin, Fibroblasten-Wachstumsfaktor 21 (FGF21), Angiotensinogen, Tumor-Nekrose-Faktor (TNF)alpha und Plasminogen-Aktivator-Inhibitor-1. Auf der anderen Seite gilt das Muskelgewebe ebenfalls als hormonaktives Organ, das die zu den Zytokinen gehörende sogenannten Myokine bildet, die bei Bewegung und Muskelkontraktionen ausgeschüttet werden. Das erste Zytokin, von dem ein durch Bewegung hervorgerufener Anstieg beschrieben wurde, war Interleukin (IL)-6. Dabei zeigte sich ein bis zu 100-facher Anstieg bei körperlicher Belastung (Febbraio u Pedersen 2002; Pedersen u Hoffmann-Goetz 2000; Pedersen et al. 2001; Suzuki et al. 2002). IL6 steigert die Lipolyse (Fettabbau) sowie die Fettoxidation (Fettverbrennung) und steuert somit den TNF-alpha und IL-1 vermittelten Effekten der Insulinresistenz (reduzierte Empfindlichkeit der Zellen auf Insulin) und Inflammation entgegen (Hayashino et al. 2014; Soares u de Souza 2013). Die Myokine sowie die Körperkomposition und damit das hormonelle Zusammenspiel der Fett- und Muskelmasse scheinen bei der Adipositas und ihren Folgeerkrankungen eine zentrale Rolle zu spielen (Ortega et al. 2015). Neben der familiären Disposition werden die genetischen Einflüsse auf die Aktivität der o. g. Enzyme für etwa 5% der Variabilität von belastungsinduzierten Effekten auf (kardiovaskuläre) Risikofaktoren verantwortlich gemacht (Zimmer u Bloch 2015). Wichtig wird zunehmend das Wissen um sogenannte Gen-Umwelt-Interaktionen – das heißt der Einfluss des Lebensstils und des Lebensraums auf die Aktivität unserer Gene. Solche epigenetischen Veränderungen spiegeln Änderungen der Aktivität von Chromosomen oder Teilabschnitten infolge von Umwelteinflüssen wider, ohne dass es zu Änderungen der DNA-Sequenz kommt. Diese Änderungen können durch eine Methylierung der DNA, Modifikationen der Histone und durch nicht-kodierende microRNAs/mRNAs entstehen. Sowohl tierexperimentelle als auch Humanstudien konnten zeigen, dass dieses An- und Abschalten von Genen/Genabschnitten zu einer besseren Adaptation an Umweltbedingungen führt, die wiederum über Generationen weitergegeben werden kann (Överkalix-Studie, holländischer Hungerwinter etc. s. a. Pembrey et al. 2014). So wurde im Rahmen der Överkalix-Studie (Daten der Bevölkerung des schwedischen Dorfes Överkalix) gezeigt, dass die Nahrungsaufnahme der Großväter in der so genannten Slow-Growth-Phase (Phase vor der Pubertät; 9–12 Jahre bei Jungen und 8 – 10 Jahre bei Mädchen) mit der Lebenserwartung der Enkel zusammenhängt (Bygren et al. 2001) und eine hohe Kalorienzufuhr das Sterberisiko an einem Diabetes mellitus Typ 2 des Enkels vervierfacht (Kaati et al. 2002).

Antientzündliche Wirkung zeigt auch der an der Adipogenese (Fettaufbau durch Differenzierung von Präadipozyten zu Adipozyten) beteiligte Peroxisom-Proliferator-aktivierte Rezeptor Gamma (PPARγ). Dessen Aktivierung wirkt sich zusätzlich positiv auf den Glukosestoffwechsel und die Insulinsensitivität, die Aufnahme freier Fettsäuren und die Differenzierung von Adipozyten aus (Balakumar et al. 2007). Auch auf der Ebene der Mitochondrien scheinen beispielsweise Defekte in der Regulierung durch den Peroxisome PPARγ Coactivator-1α (PGC1) eine Rolle bei der Entstehung des Diabetes mellitus Typ 2 zu spielen. Man findet ihn down-reguliert in der insulinresistenten Skelettmuskulatur unter Beteiligung von Histonmodifikationen; umgekehrt steigt er infolge von Bewegung an – u. a. durch eine Zunahme der Mitochondriendichte und der gesteigerten Expression von GLUT4-Transportern (Santos et al. 2014). Inwiefern es möglich ist, sämtliche akuten und chronischen, d. h. trainingsbedingten, molekularen An- und Abschaltmechanismen unter Berücksichtigung der individuellen Ausgangslage, der weiteren Einflussfaktoren wie z. B. Ernährung komplett zu erfassen, kann aktuell nicht beantwortet werden. Damit zeigt sich jedoch für die Praxis, dass ein wichtiges Ziel sein muss, die umgebenden Lebensbedingungen so auszugestalten, dass sich bereits auf molekularbiologischer Ebene ein gesunder Phänotyp entwickeln kann, von dem wiederum Generationen profitieren.

2.4 Stufen der körperlichen Aktivität und die Folgen

Im Folgenden werden die aktuellen Empfehlungen zur körperlichen Aktivität dargestellt. Sie gelten, sofern nicht anders beschrieben, für gesunde Erwachsene zwischen 18 und 65 Jahren.

2.4.1 Sitzende Tätigkeiten/Inaktivität

Bislang gibt es noch keine einheitliche Definition für sitzende Tätigkeiten (Gibbs et al. 2015). Zwei Sichtweisen finden sich aktuell am häufigsten in der Literatur: Inaktivität als Sitzen und Liegen oder Inaktivität kombiniert mit Aktivitäten von sehr geringer Intensität (unter 1,5 METs), d. h. langsames Gehen. Auch die methodische Qualität ist noch nicht zufriedenstellend; meist handelt es sich um Selbstangaben der untersuchten Personen. Deshalb ist der Zusammenhang zwischen Inaktivität und Inzidenz nicht übertragbarer Erkrankungen sowie deren Mortalität und Morbidität noch nicht solide zu bewerten. Sitzende Tätigkeit ist nicht automatisch mit Inaktivität gleichzusetzen, jedoch ist es sicher richtig, den Fokus von Empfehlungen auch auf eine Vermeidung unnötiger Sitz- und Liegezeiten zu richten. Dabei geht es im Wesentlichen um „vermeidbare" Bildschirmmedienzeit. Epidemiologische Studien weisen zunehmend auf Zusammenhänge von Inaktivität mit Adipositas, kardiometabolischen Erkrankungen, Malignomen und psychosozialen Problemen in nahezu allen Altersgruppen hin (Tremblay et al. 2010). Konkrete Empfehlungen zur Abhilfe gibt es bislang nicht, vielmehr wird versucht den Betroffenen die Konsequenzen bewusst zu machen. So haben die wenigsten Menschen eine genaue Vorstellung von der Bedeutung und dem Ausmaß ihrer Inaktivität; sie kennen auch in der Regel nicht ihren täglichen Energieverbrauch. Sie wissen aber, in welcher Position sie sich (zumeist) befinden. Auf eine Reduktion bzw. Meidung unnötiger Sitz- und Liegezeiten ist deshalb immer wieder hinzuweisen (Hamilton et al. 2008; s. Empfehlungen). Bei Fernsehkonsum wiederum hat sich eine Grenze von zwei Stunden herausgestellt, die – wenn überschritten - mit einer deutlichen Zunahme der genannten Erkrankungen einhergeht (Veerman et al. 2012; Wilmot et al. 2012).

2.4.2 Alltagsaktivitäten – Bewegung im Alltag

Nicht nur die sportlichen Aktivitäten, sondern auch solche im Alltag, z. B. Gartenarbeit, Treppensteigen, zu Fuß gehen oder Rad fahren, sind mit einem gesundheitlichen Nutzen verbunden (Dunn et al. 1998). Die Gesamtsterblichkeit kann durch Walking um 11% und durch Radfahren um 10% gesenkt werden (Kelly et al. 2014). Stern und Konno (2009) beschrieben eine Verbesserung der kognitiven Funktion bei dementiellen Erkrankungen durch Gartenarbeit. Als Ziel werden zumeist 10.000 Schritte pro Tag genannt (z. B. Samitz et al. 2011; Bravata et al. 2007). In

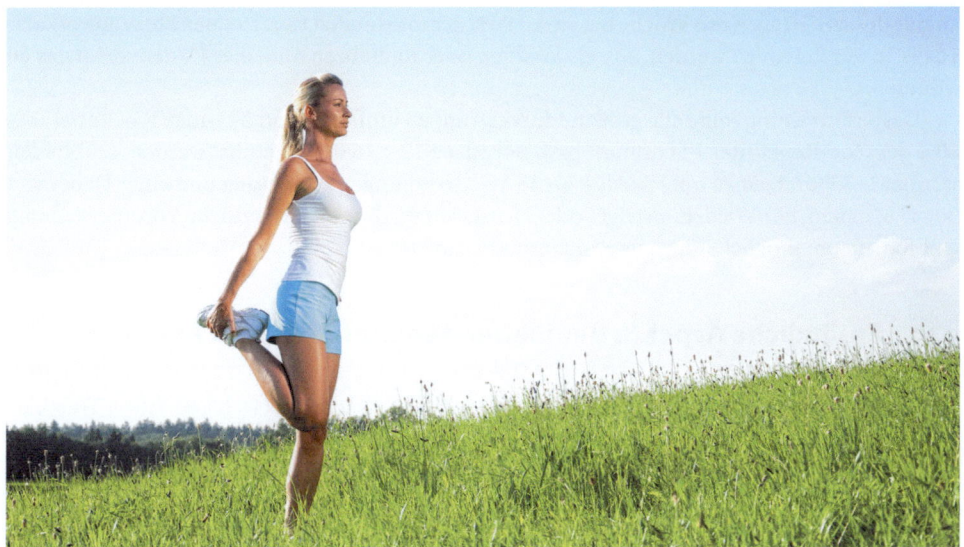

Abb. 2.1 Bewegung. (© Arthur Braunstein/Fotolia)

einer aktuellen Metaanalyse von 32 Studien wurde der Zusammenhang zwischen Walking und kardiovaskulären Risikofaktoren untersucht (Murtagh et al. 2015). Dabei zeigte sich zwar kein Effekt auf den Fettstoffwechsel, wohl aber eine Verbesserung der kardiorespiratorischen Leistung mit Steigerung der relativen VO_2max um etwa 3 ml/(min · kg KG), eine Senkung des systolischen Blutdrucks um etwa 3,6 mmHg, des diastolischen um etwa 1,5 mmHg, Reduktion von Gewicht um 1,4 kg, des BMIs um 0,5 kg/m^2, des Bauchumfangs um 1,5 cm und des Körperfetts um 1,2%. Die Autoren unterstrichen daher die Bedeutung von Gehen/Walking für die Gesundheitsförderung. Das betrifft auch Gehen in Malls bzw. „Shopping" – wie in einem aktuellen Review von 32 Studien (Farren et al. 2015) dargestellt wurde. Dabei hat sich gezeigt, dass zur Erreichung eines gesundheitlichen Nutzens (z. B. BMI-Senkung, Blutdrucksenkung), die Kommunikation des Ziels von 10.000 Schritten bedeutsam ist. Für Beratungssituationen ist der Hinweis auf eine generelle Unschärfe in den allgemeinen Bewegungsempfehlungen vonnöten: denn, um 1000 Schritte zu absolvieren, benötigt man zehn Minuten bzw. sechs Minuten bei schnellerem Gehen. Das heißt, dass eine Ziel-Minutenzahl von 100 Minuten im Alltag erforderlich ist.

2.4.3 Moderate bis intensive körperliche Aktivität

In der Prävention nahezu aller nichtübertragbarer Erkrankungen werden zusätzlich zu Alltagsaktivitäten sportliche Aktivitäten mit moderater bis intensiver Intensität an den meisten Tagen der Woche (Minimum 5 Tage) empfohlen. Dies kann in 10 Minuten Einheiten absolviert werden; insgesamt sollen 150 Minuten Bewegungszeit pro Woche erreicht werden (mod. nach Redberg et al. 2009; Tremblay et al. 2011; Fletcher et al. 2013; Hamilton et al. 2008; Samitz et al. 2011).

Das Ziel ist die Steigerung der körperlichen Fitness durch ein adäquates Ausdauertraining, kombiniert mit Stretching zur Steigerung der Flexibilität und Koordinationsübungen sowie ein angemessenes Krafttraining zur Verbesserung der Muskelkraft. Explizit soll ein Ausdauertraining an mindestens 5 Tagen pro Woche bei 55% – 90% der maximalen Herzfrequenz bzw. Borgskala[1] 12 bis 16 durchgeführt werden, z.B. als Walking oder Radfahren mit einer Dauer von 30 bis 60 Minuten

Das Krafttraining sollte alle großen Muskelgruppen umfassen und 2–3-mal/Woche bei 50% 80% des One-Repetition-Maximum[2] bzw. Borgskala 12 – 16 durchgeführt werden. Empfohlen werden 1–3 Durchgänge mit jeweils 8 bis 15 Wiederholungen pro Übung und einer Dauer von 30–45 Minuten. Für Wiedereinsteiger oder Neustarter wird eine sportärztliche Voruntersuchung empfohlen, um mögliche kardiale Risiken auszuschließen.

2.4.4 Zusätzliche Aspekte der moderaten bis intensiven Aktivität

Die aktuellen kanadischen Empfehlungen für gesunde Erwachsene (18 bis 65 Jahre; Tremblay et al. 2011) schließen auch Patienten mit Mamma- und Kolonkarzinom ein. Für ältere Menschen (über 65 Jahre) legt eine kanadische Expertengruppe den Schwerpunkt auf funktionale Aspekte (z. B. Treppensteigen) und den Erhalt der Unabhängigkeit bzw. der kognitiven Leistungsfähigkeit. Die Empfehlungen lassen erkennen, dass nicht einzelne Sportarten im Vordergrund stehen, sondern aus Ausdauer und Kraft ausgewählt werden kann. Der Mindestumfang von 150 min/Woche bei moderater und 75 min/Woche bei intensiver Bewegung sollte erreicht werden. Dies beruht darauf, dass von einer „Dosis-Wirkungsbeziehung" ausgegangen wird, d. h. einfach ausgedrückt je mehr gemacht wird, umso höher ist der gesundheitliche Nutzen. Höhere Intensitäten scheinen mit einem größeren Nutzen bei gleicher Dauer verbunden zu sein (Samitz et al. 2011). Dabei wird in der Praxis neben den o. g. METs zur Beurteilung der Intensität zumeist die Atemfrequenz bzw. das Schwitzen herangezogen. Dabei gilt eine Belastung als moderat, wenn eine Person nur etwas außer Puste gerät bzw. schwitzt, und als intensiv, wenn die Atmung deutlich erschwert ist und sie erheblich schwitzt.

2.5 Bewegung und Sport bei ausgewählten Erkrankungen

2.5.1 Übergewicht und Adipositas

Zwei Aspekte sind bei Übergewicht und Adipositas von besonderer Bedeutung. Eine verbesserte Fitness reduziert Herz-Kreislauf- und Stoffwechselerkrankungen und die (Gesamt-)Mortalität (Myers et al. 2002). Dies ist auch unabhängig von einer Gewichtsreduktion nachgewiesen (Barry et al. 2014; Ortega et al. 2015). Diese Tatsache kann Patienten gar nicht oft genug vermittelt werden, da diese einen nicht unerheblichen Gewichtsverlust von (mehr) Bewegung erwarten (◘ Abb. 2.2). Allerdings ist der Kalorienverbrauch durch körperliche Aktivität viel

---

1 Die Borgskala stellt ein einfaches Hilfsmittel zur Beurteilung der subjektiv empfundenen Trainingsintensität dar (nach Borg 2004); eine „6/7" entspricht der Einschätzung von „sehr, sehr gering oder leicht", eine „19/20" dagegen „sehr, sehr stark oder anstrengend". Die „12" entspricht am ehesten moderater Intensität.

2 Das One-Repetition-Maximum gilt als das maximale Gewicht, mit dem genau nur eine einzige Wiederholung einer Übung möglich ist.

2.5 · Bewegung und Sport bei ausgewählten Erkrankungen

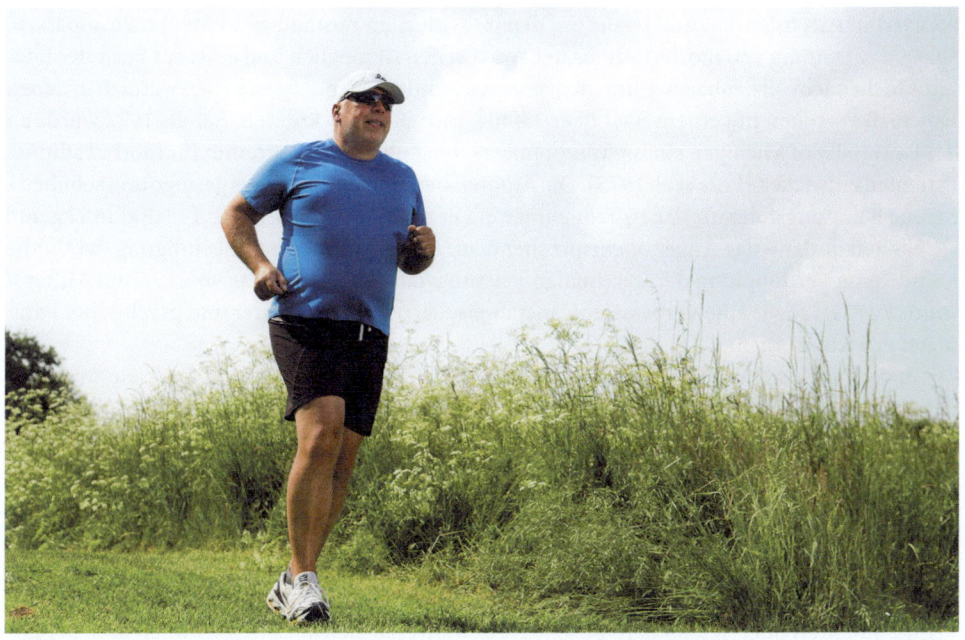

Abb. 2.2 Sport und Adipositas. (© Picture-Factory/Fotolia)

geringer als Adipöse vermuten. Denn gewünscht sind zumeist „Kochrezepte", die Gesundheit und Gewichtsverlust garantieren. Das ist aber nahezu unmöglich – zumindest ohne begleitende Ernährungsumstellung. Eine Metaanalyse hat gezeigt, dass der Einsatz von Schrittzählern mit entsprechendem Walking zu einem Gewichtsverlust bis zu einem Kilogramm führt, Ausdauertraining bis zu zwei Kilogramm und Krafttraining zu keiner Gewichtsänderung (auch keiner Zunahme). Nur durch die Kombination mit einer Ernährungsumstellung wurden initial neun bis dreizehn Kilogramm abgenommen (Swift et al. 2014). Eine Kalorienreduktion führt allerdings auch immer zu einer Abnahme der fettfreien Masse, was wiederum zum frustrierenden Jojo-Effekt (unerwünschte und schnelle Gewichtszunahme nach einer Reduktionsdiät) nach zunächst erfolgreichem Gewichtsverlust führen kann. Bewegung trägt zu einem zumindest teilweisen Erhalt der Muskelmasse bei und unterstützt nicht zuletzt aus dieser Perspektive eine Gewichtsabnahme durch die Steigerung des Ruheumsatzes (Weinheimer et al. 2010). Die Auswahl einer Sport-/Bewegungsart soll vor allem nach Neigung und unter Berücksichtigung des individuellen Gesundheitszustandes erfolgen. Folgendes ist bei der Auswahl zu bedenken. Krafttraining führt vor allem zum Zuwachs von Muskulatur. Ausdauertraining führt vor allem zu einer Verbesserung der kardiopulmonalen Leistungsfähigkeit sowie des Stoffwechsels. Intervalltraining im Ausdauer- und/oder Kraftsport setzt höhere muskuläre und zellbiologische Reize als ein kontinuierliches, eher niedrig intensives Training, führt aber häufiger zu Abbrechen. Die derzeitige Datenbasis lässt keine eindeutigen Empfehlungen für eine bestimmte Art der Aktivität zu. Es ist keine Studie bekannt, die eine deutliche Überlegenheit bestimmter Bewegungsformen oder Ausdauer oder Kraft gezeigt hat. Krafttraining ist auch nicht gleich Krafttraining – Theraband-Übungen mit vielen Wiederholungen bedeuten für den Bewegungsapparat eine andere Art des Reizes als ein Hypertrophie-Training zur Steigerung der Muskelmasse. In der Praxis lässt sich jede

Sportart in Art, Intensität und Dauer auf den individuellen Zustand eines Menschen anpassen. Selbst das Training von morbid adipösen Erwachsenen ist möglich und es ist auf Basis der Literatur nicht nachvollziehbar, warum nicht entsprechende Angebote geschaffen werden, in denen sich auch Personen mit einem BMI über 35/40 kg/m² bewegen können. Bereits 1972 wurde an der University of Michigan ein interdisziplinäres Rehabilitationsprogramm für morbid adipöse Patienten entwickelt (Foss et al. 1975). Die Autoren betonten die eingangs geringe und sehr heterogene Belastungstoleranz der 16 Teilnehmer mit einem Gewicht zwischen 133 und 238 kg und sie passten deshalb das Angebot entsprechend an. Neun Monate nach Beendigung der Studie konnte eine Verdopplung der maximalen Leistungsfähigkeit (VO_2max von 15,7 auf 31,3 ml/(min · kg KG)) sowie eine Verbesserung metabolischer, kardiovaskulärer und psychischer Parameter erreicht werden.

In der Praxis stehen außerdem motivierende Faktoren im Vordergrund. Bei Neu- und Wiedereinsteigern kann zunächst mit Hilfe von Schrittzählern und/oder Apps eine Steigerung der Alltagsaktivitäten erfolgen; danach sollte eine gezielte Anleitung zu moderat-intensivem Sport führen.

Für einen stark Übergewichtigen kann es jedoch aufgrund des Missverhältnisses zwischen aktiver Muskel- und Fettmasse nur schwer möglich sein zu joggen. Besser ist es ggf. für diesen Menschen erst Walking zu betreiben mit Einsatz der Armbewegung beim Nordic Walking oder Sportarten zu bevorzugen, in denen das Körpergewicht getragen wird oder „gleiten" kann, z. B. beim Radfahren oder Skilanglauf. Besonders bewährt hat sich auch Schwimmen bzw. bei extremem Übergewicht der Aufenthalt im Wasser zumindest in Form von Wassergymnastik. Im Wasser erfährt der Übergewichtige Auftrieb, er braucht nur noch wenige Prozente seiner Körpermasse selbst zu tragen, was auch günstig ist in Bezug auf die Vermeidung von Schäden am Bewegungsapparat, z. B. Gonarthrosen. Allerdings gilt es das Schamgefühl zu berücksichtigen, weshalb sich die Nutzung von Bewegungsbädern (im stationären Bereich) und Einzel- oder Gruppentraining mit ähnlich Betroffenen empfiehlt. Bei jüngeren Übergewichtigen kommen auch andere Aktivitäten in Frage, bei denen ihr hohes Gewicht Vorteile gegenüber Normalgewichtigen hat, was motivierend ist. Genannt seien Sportarten wie etwa Kugelstoßen, Judo oder Ringen, teilweise auch Mannschaftssportarten, bei denen mit Körpereinsatz gearbeitet wird.

2.5.2 Arterielle Hypertonie

Die bereits genannten Empfehlungen gelten auch für Menschen mit hohem Blutdruck: Mindestens 150 min/Woche moderate Aktivitäten (30 min an 5 Tagen/Woche) oder 75 min/Woche intensive Bewegung (15 min an mindestens 5 Tagen in der Woche) oder eine Kombination aus beidem (Piepoli et al. 2016). Vor Aufnahme der sportlichen Betätigung ist die Hypertonie zu behandeln. Aus sportmedizinischer Sicht ist die Behandlung mit stoffwechselneutralen Medikamenten wie ACE-Hemmer, AT1-Blocker und/oder Kalziumantagonisten (Pescatello et al. 2004) zu bevorzugen, solange keine Indikation für andere Therapien, wie z. B. Betablocker, besteht.

In der Praxis wird häufig die Frage gestellt, ob Krafttraining möglich und sinnvoll ist. Auf den ersten Blick scheint Ausdauertraining besser zu sein, da es gut steuerbar ist, und keine Blutdruckspitzen verursacht. Überraschenderweise ist jedoch das Krafttraining in seiner blutdrucksenkenden Wirkung dem Ausdauertraining vergleichbar. Neuere Metaanalysen haben sogar eine höhere Wirkung durch isometrisches Krafttraining gezeigt; allerdings gibt es bisher nur wenige

Daten. In einer Metaanalyse von 93 Studien mit über 5000 Personen wurden die verschiedenen Trainingsarten hinsichtlich des Blutdruckverhaltens untersucht (Cornelissen u Smart 2013). Ausdauertraining senkte den systolischen Blutdruck um knapp 4 mmHg, Kraftausdauer (viele Wiederholungen der Kraftübungen) um knapp 2 mmHg und das isometrische Krafttraining um etwa 11 mmHg. Analog wurde der diastolische Blutdruck um knapp jeweils 3 mmHg durch Ausdauer bzw. Kraftausdauer und um etwa 6 mmHg durch isometrisches Krafttraining gesenkt. Das kombinierte Training von Ausdauersport und Kraft wirkte sich nicht auf den systolischen und nur gering auf den diastolischen Blutdruck (ca. − 2 mmHg) aus. Die Effekte waren bei Hypertonikern deutlicher ausgeprägt als bei Normotensiven. Die erwünschten Bludruckveränderungen sind Ausdruck des günstigen Einflusses von körperlicher Aktivität auf das vegetative Nervensystem.

2.5.3 Chronisch obstruktive Bronchitis (COPD)

Die COPD gilt als eine der häufigsten Todesursachen in den Industrienationen. In der Behandlung spielen neben der medikamentösen Therapie Änderungen des Lebensstils eine wichtige Rolle. Dazu zählen die Einstellung des Nikotinkonsums, eine ausgewogene Ernährung sowie körperliche Aktivität (Mulhall et al. 2016). Durch diese Maßnahmen können eine Verbesserung der Lebensqualität, eine Verlangsamung des Fortschreitens der Erkrankung sowie eine Abnahme von Luftnot und anderen erkrankungsassoziierten Symptomen erreicht werden (Spielmanns et al. 2015). Leider vermeiden COPD-Patienten Bewegung, sie führen ihre Atemnot eher auf die Krankheit zurück als ihren Trainingsmangel. So entwickelt sich ein Teufelskreis aus weiterer Inaktivität, zunehmender Atemnot schon bei leichter Belastung und - aus Sorge, dies sei das Symptom der fortschreitenden Erkrankung – eine vermehrte Schonung. Mit dem Rückgang der Leistungsfähigkeit sinkt auch die Lebensqualität, was die Antriebslosigkeit verstärkt. Auch akute, wiederkehrende Bronchitiden führen zu einer weiteren Abnahme der körperlichen Aktivität, die aber gerade dann durchgeführt werden sollte (Harrison et al. 2014). Wie viel sich COPD-Patienten durchschnittlich bewegen, ist abhängig von ihrem Krankheitsstatus: je weiter fortgeschritten, desto geringer ist die pro Tag zurückgelegte Schrittzahl (Moy et al. 2012). Eine geringere Schrittzahl bzw. Leistungsfähigkeit – gemessen mit dem 6-min-Gehtest – ist wiederum mit einer Steigerung der Mortalität verbunden (Nyssen et al. 2013). Als minimale Bewegung können 5000 Schritte pro Tag gelten. Pedometer können motivationsfördernd für die Durchführung der Aktivität eingesetzt werden; so führte der Einsatz von Schrittzählern in einem Drei-Monats-Programm zu einer Zunahme um ca. 3000 Schritte/Tag (Mendoza et al. 2015). Die Gabe von Sauerstoff ist durchaus im Training möglich und steigert sogar die Effekte bei denjenigen, deren Sauerstoffgehalt unter Belastung sinkt (Jenkins et al. 2010).

Die konkrete Gestaltung von Bewegungsprogrammen für COPD-Patienten ist derzeit noch Gegenstand der Forschung (Mantoani et al. 2016); Ausdauer-, aber auch Krafttraining (Loprinzi et al. 2016) haben günstige Effekte. Ein möglicherweise besonderer Nutzen hat sich bei Tai Chi (Ngai et al. 2016) sowie der Anwendung von Vibrationstraining (Sa-Caputo et al. 2016) gezeigt. Es handelt sich dabei um ein passives Training, bei dem die Trainierenden auf einer Vibrationsplatte stehen, die sich in einem Frequenzbereich von 5–60 Hertz bewegt und den Trainierenden durch verschiedenste Bewegungsmuster durchschüttelt; die Vibrationen werden dabei auf den ganzen Körper übertragen. Das Training mit diesen Geräten soll u. a. die Leistungsfähigkeit der Muskulatur stärken und die Lungenfunktion verbessern.

2.5.4 Tumorerkrankungen

Körperliche Aktivität spielt eine wichtige Rolle in der Prävention von Tumoren. In vielen Untersuchungen konnte gezeigt werden, dass sportlich aktive Personen weniger häufig an Tumoren erkranken als inaktive. In einer aktuellen Metaanalyse fassen Li et al. (2016) 32 prospektive Kohortenstudien zusammen. In der Gruppe mit der höchsten Rate an körperlicher Aktivität lag die Tumorsterblichkeit um 20% niedriger als in der Gruppe mit der geringsten Aktivität. Auch hier zeigte sich eine „Dosis-Wirkungsbeziehung". Eine Steigerung der Bewegungszeit um 10 MET-Stunden pro Woche führte zu einer Senkung der tumorbezogenen Mortalität um 7%. MET-Stunden pro Woche entsprechen der Anzahl der durch eine Aktivität pro Stunde verbrauchten metabolischen Einheiten in der gesamten Woche.

Als Gründe für den Einfluss auf die Mortalität diskutiert man die „akute" (= belastungsinduzierte) und „chronische" (= trainingsinduzierte) Wirkung von Sport auf das Immunsystem gemessen anhand der Zahl und Funktion der Neutrophilen, Monozyten und Lymphozyten, der natürlichen Killerzellen und deren zytotoxischer Aktivität, sowie der jeweiligen regulierenden Zytokine (Kruijsen-Jaarsma et al. 2013). Akut oder chronisch kommt es zu Veränderungen der Zahl und Funktion zellulärer und humoraler Abwehrmechanismen. Beispielsweise steigen unmittelbar nach einer körperlichen Belastung die Zahl der Leukozyten, Lymphozyten und Neutrophilen sowie der natürlichen Killerzellen und deren Zytotoxizität an. Ob eine moderate Belastung eher das Immunsystem stimuliert und intensive Belastung eher zu einer Suppression führt (z. B. höhere Infektanfälligkeit nach Marathonläufen, Nielsen et al. 2016) wird diskutiert. Darüber hinaus wird ein Zusammenhang zwischen Mortalität und Körperkomposition, also dem Gehalt an viszeralem Fett und Muskelmasse, vermutet. Weitere Faktoren, z. B. Interleukine (besonders Interleukin 6), Insulin-like Growth Factor 1 (IGF-1) und deren Wechselwirkungen können zusätzlich eine Rolle spielen (Bouillet et al. 2015).

In der Tumorgenese scheinen Adipositas und eine androgene Körperfettverteilung eine Rolle zu spielen, z. B. für Darm-, Brust- und Gebärmutterkrebs. Bei diesen Tumoren besteht ein Zusammenhang mit den Geschlechtshormonen. So kommt es durch Bewegung, auch ohne eine Senkung des Körpergewichts, zu einer Verminderung der Sexualhormone (Ennour-Idrissi et al. 2015).

Hinsichtlich der Nachsorge und Rehabilitation von Tumorpatienten liegen seit etwa zehn Jahren Studiendaten vor, die ein höheres Überleben durch Bewegung nach Mamma- und Kolonkarzinom und eine Reduktion der Rezidivrate zeigen (Lahart et al. 2015; Je et al. 2013). Bis zu diesen Studieneregebnissen standen vor allem die günstigen Wirkungen von körperlicher Aktivität auf das Fatigue-Syndrom (chronische Erschöpfung) und die Lebensqualität im Vordergrund.

Um einen günstigen Einfluss auf Mortalität und Rezidivrate zu erzielen, ist allerdings eine hohe körperliche Aktivität erforderlich (ca. 15 MET-Stunden/Woche, das entspricht z. B. 5-mal/Woche eine Stunde Spazieren gehen oder 3-mal/Woche 45 min Nordic Walking; van Blarigan et al. 2015). Deshalb liegt die Frage nahe, ob in die Studien solche ausgewählte Patienten aufgenommen wurden, die zu diesen Leistungen fähig waren, also z. B. aktive und motivierte Jüngere.

Dennoch sollen hier nochmals die positiven Effekte auf die Lebensqualität, die Depression und das Fatigue-Syndrom herausgestellt werden (Gerritsen u Vincent 2016). Denn letztlich geht es weniger um eine „reine" Verlängerung der Lebenszeit als vielmehr um eine hohe Lebensqualität.

Die Empfehlungen orientieren sich in der Prävention (Kushi et al. 2012) sowie der Therapie (Rock et al. 2012) an den schon mehrfach erwähnten 150 Minuten moderater Bewegungszeit pro Woche. Entscheidend sind in der Rehabilitation vor allem das Können und der individuelle Zustand der Patienten sowie die Beachtung von Kontraindikationen wie z. B. Anämie, Thrombozytopenie und Metastasierung.

2.5.5 Neurodegenerative Erkrankungen

Infolge der veränderten Altersentwicklung und einer zunehmenden Zahl älterer Patienten nehmen neurodegenerative Erkrankungen zu, wie z. B. Morbus Parkinson und Morbus Alzheimer. Auch für diese Erkrankungen scheint ein gesunder Lebensstil präventiv zu sein (Xu et al. 2015). So liegt einer aktuellen Metaanalyse zufolge das Risiko, an Alzheimer zu erkranken, bei körperlich aktiven Personen um ca. 40% geringer als bei inaktiven (Becket et al. 2015). Auch bei bereits Erkrankten bessern sich in Abhängigkeit vom Krankheitsstadium die Symptome durch regelmäßiges Training von Ausdauer und Kraft (Rao et al. 2014). Bei fortgeschrittener Erkrankung sind meist nur noch gymnastische Übungen möglich. Dennoch kann durch Bewegung der Alltag bei gesteigerter Lebensqualität besser gemeistert werden. Neben dem günstigen Einfluss auf z. B. Blutdruck und Ernährungszustand werden auf Grundlage klinischer und experimenteller Studien Auswirkungen von körperlicher Aktivität auf die Neuroplastizität (anatomische und funktionelle Anpassung von Synapsen, Nervenzellen oder auch ganzen Hirnarealen zur Optimierung laufender Prozesse) sowie die Verbesserung der kognitiven Funktionen und der neurotrophen Faktoren (Faktoren, die die morphologische und biochemische Nervenzelldifferenzierung stimulieren sowie für das Überleben von Nervenzellen mit verantwortlich sind, wie z. B. Brain Derived Neurotrophic Factor [BDNF] und IGF1) diskutiert (Campos et al. 2016). Inwieweit solche Effekte auch der verbesserten Gefäßfunktion und der Verminderung von oxidativem Stress zuzuschreiben sind, ist derzeit noch nicht gesichert. Vor allem die Kenntnis um den vorbeugenden Charakter von Bewegung und dessen Einfluss auf den Erhalt von Funktionen und Lebensqualität, sollte dazu führen, Lebensräume bewegungsförderlich auszugestalten und auf den individuellen Zustand angepasste Bewegungsprogramme in die Therapie zu integrieren (Daviglus et al. 2010).

2.6 Risiken im Sport

Trotz der zahlreichen günstigen Effekte von Sport auf Gesunderhaltung, Krankheitsrisiken und Krankheitsverbesserung soll jedoch nicht ignoriert werden, dass auch potenzielle Risiken mit körperlicher Aktivität und Sport verbunden sind. Darunter fallen fatale kardiologische Ereignisse wie der plötzliche Herztod (SCD, Sudden Cardiac Death). Dieser ist mit einer Inzidenz von 100.000/Jahr in der Allgemeinbevölkerung kein seltenes Ereignis und tritt vor allem bei akuten Belastungen auf. Sport stellt somit einen möglichen Trigger dar; so besteht während des Sporttreibens eine Übersterblichkeit um den Faktor 2,5 und je höher die Intensität einer Belastung ist, umso höher ist auch das Risiko. Allerdings überwiegt absolut betrachtet der gesundheitliche Nutzen von körperlicher Aktivität; denn bei aktiven Personen wiederum ist das Risiko, ein solches Ereignis zu erleiden, gegenüber inaktiven Personen um 40% gesenkt. Außerdem liegt der Prozentsatz für das Auftreten des plötzlichen Herztods bei Athleten nur zwischen 0,0006 und 0,001% und bei Joggern bei 0,07% und ist deshalb ein eher seltenes Ereignis bei Sportlern. Risikofaktoren für ein fatales Ereignis sind das männliche Geschlecht (5–15-mal häufiger als Frauen), höheres Lebensalter, bisherige Inaktivität, Rauchen, kardiovaskuläre Risikofaktoren (z. B. Übergewicht, Fettstoffwechselstörung, Bluthochdruck), koronare Herzerkrankung, entzündliche Herzerkrankungen wie Peri-, Myo- und Endokarditis sowie strukturelle Herzerkrankungen wie eine hypertrophe Kardiomyopathie (Corrado et al. 2005). Während die Ursache bei den über 35-Jährigen in mehr als 80% der Fälle eine zuvor nicht bekannte koronare Herzkrankheit ist, sind bei den Jüngeren hauptsächlich die hypertrophe Kardiomyopathie, Anomalien der

Herzkranzgefäße, eine arrhythmogene rechtsventrikuläre Dysplasie oder Störungen der Erregungsleitung ursächlich (Corrado et al. 2005). Die zentrale Aufgabe sportmedizinischer Untersuchungen ist deshalb die Vorbeugung solcher Ereignissen bzw. der Erhalt der Gesundheit von Sporttreibenden – insbesondere bei Neu- und Wiedereinsteigern. Art und Umfang der sportmedizinischen Untersuchung richten sich nach der jeweiligen Person (Patient oder sportlich aktive Person etc.). Welche Untersuchungen dafür auch aus ökonomischer Sicht angemessen sind, beruht bislang zumeist auf Expertenkonsens und weniger auf validen Studiendaten (Wingfield et al. 2004; Madsen et al. 2014).

2.7 Fazit und Herausforderungen

Trotz des Wissens um den gesundheitsfördernden Nutzen körperlicher Aktivität in jedem Lebensalter und die Kenntnis um die gesundheitsschädliche Inaktivität ist die Zahl der Sporttreibenden immer noch gering. Laut aktuellen Daten des Robert Koch Instituts erreichen nur 21% der Frauen und 25% der Männer die empfohlene Bewegungszeit pro Woche (Finger et al. 2017). Um eine Wende zu erreichen, müssen effektive und nachhaltige verhaltens- und verhältnispräventive Maßnahmen konzipiert und umgesetzt werden. Das heißt, nicht nur die Menschen sind durch Beratungen und Maßnahmen zur Lebensstiländerung zu bewegen, sondern auch Umgebungsbedingungen sind bewegungsfreundlich zu gestalten, z. B. Radwege und Grünflächen. Entscheidend für die Akzeptanz und Inanspruchnahme ist eine einfache Erreichbarkeit sowie ein leichter Zugang zu Angeboten und zielgruppengerechter Ansprache. Dies gilt umso mehr für schwer erreichbare Bevölkerungsgruppen, besonders sozial schwächer gestellte Menschen (Dunn et al. 1998; Graf u Ferrari 2015). Der Start bei Neu- und Wiedereinsteigern funktioniert am ehesten über eine Steigerung der Alltagsaktivitäten, z. B. mit Unterstützung von Schrittzählern und/oder Apps. Langfristig sollte aber das Ziel sein, moderaten, wenn möglich sogar intensivierten Sport zu betreiben, also Ausdauer-, Kraft- und Koordinationstraining an 5 Tagen pro Woche mit einer Dauer von jeweils 30 Minuten. Für eine Vielzahl der in diesem Beitrag besprochenen Erkrankungen finden sich spezielle Sportgruppen, in denen Patienten, z. B. nach einer Tumorerkrankung, wieder an ein Training herangeführt werden können. Das ist für den Einstieg sinnvoll, sollte aber nicht als ausreichend verstanden werden, sondern als Anleitung und Transfer in den Alltag der Betroffenen. Denn ein gesundheitlicher Nutzen kann nur erreicht werden, wenn Umfang und Intensität des Trainings den im Beitrag genannten Empfehlungen entsprechen. Oft sind die Anforderungen höher als das, was viele Menschen tatsächlich durchführen. Ärztinnen und Ärzte sollten – wie auch aktuell in der ärztlichen Präventionsempfehlung vorgesehen – immer wieder ihre Patienten motivieren, aktiv zu werden bzw. aktiv zu bleiben. Dies führt nicht nur zu einer Erhaltung der Gesundheit, zur Vorbeugung oder Verbesserung einer chronischen Krankheit, sondern vor allem auch zu einer höheren Lebensqualität und -zufriedenheit.

Literatur

Balakumar P, Rose M, Ganti SS, Krishan P, Singh M (2007) PPAR dual agonists: are they opening Pandora's Box? Pharmacol Res; 56: 91–98

Barry VW, Baruth M, Beets MW, Durstine JL, Liu J, Blair S (2014) Fitness vs. fatness on all-cause mortality: a meta-analysis. Prog Cardiovasc Dis; 56: 382–390

Basterra-Gortari FJ, Bes-Rastrollo M, Gea A, Núñez-Córdoba JM et al. (2014) Television viewing, computer use, time driving and all-cause mortality: the SUN cohort. J Am Heart Assoc; 3(3): e000864

Literatur

Beckett MW, Ardern CI, Rotondi MA. (2015) A meta-analysis of prospective studies on the role of physical activity and the prevention of Alzheimer's disease in older adults. BMC Geriatr.; 15: 9

Borg G (2004) Anstrengungsempfinden und körperliche Aktivität. Dtsch Ärzteblatt; 101: A1016–1021

Bouillet T, Bigard X, Brami C et al. (2015) Role of physical activity and sport in oncology: scientific commission of the National Federation Sport and Cancer CAMI. Crit Rev Oncol Hematol; 94(1): 74–86

Bravata DM, Smith-Spangler C, Sundaram V, Gienger AL et al. (2007) pedometers to increase physical activity and improve health: a systematic review. JAMA; 298: 2296–2304

Bygren LO, Kaati G, Edvinsson S (2001) Longevity determined by paternal ancestors' nutrition during their slow growth period. Acta Biotheor; 49: 53–59

Campos C, Rocha NB, Lattari E, Paes F, Nardi AE, Machado S (2016) Exercise-induced neuroprotective effects on neurodegenerative diseases: the key role of trophic factors. Expert Rev Neurother.; 16(6): 723–734

Caspersen CJ, Powell KE, Christenson GM. Physical activity (1985), exercise, and physical fitness: definitions and distinctions for health-related research. Public Health Rep; 100: 126–131

Chau JY, Grunseit AC, Chey T, Stamatakis E et al. (2013) Daily sitting time and all-cause mortality: a meta-analysis. PLoS One.; 8(11): e80000

Cornelissen VA, Smart NA. Exercise training for blood pressure: a systematic review and meta-analysis. J Am Heart Assoc. 2013 Feb 1;2(1):e004473.

Corrado D, Pelliccia A, Bjørnstad HH et al. (2005) Study Group of Sport Cardiology of the Working Group of Cardiac Rehabilitation and Exercise Physiology and the Working Group of Myocardial and Pericardial Diseases of the European Society of Cardiology. Cardiovascular pre-participation screening of young competitive athletes for prevention of sudden death: proposal for a common European protocol. Consensus Statement of the Study Group of Sport Cardiology of the Working Group of Cardiac Rehabilitation and Exercise Physiology and the Working Group of Myocardial and Pericardial Diseases of the European Society of Cardiology. Eur Heart J; 26: 516–524

Daviglus ML, Bell CC, Berrettini W, Bowen PE et al. (2010) NIH state-of-the-science conference statement: Preventing Alzheimer's disease and cognitive decline. NIH Consens State Sci Statements; 27(4): 1–30

Després JP (2016) Physical Activity, Sedentary Behaviours, and Cardiovascular Health: When Will Cardiorespiratory Fitness Become a Vital Sign? Can J Cardiol.; 32(4): 505–513

Dunn AL, Andersen RE, Jakicic JM (1998) Lifestyle physical activity interventions. History, short- and long-term effects, and recommendations. Am J Prev Med; 15: 398–412

Eckel RH, Jakicic JM, Ard JD, de Jesus JM, Houston Miller N et al. (2014); American College of Cardiology/American Heart Association Task Force on Practice Guidelines. AHA/ACC guideline on lifestyle management to reduce cardiovascular risk: a report of the American College of Cardiology/American Heart Association Task Force on Practice Guidelines. J Am Coll Cardiol 2014; 63: 2960–2984

Ennour-Idrissi K, Maunsell E, Diorio C (2015) Effect of physical activity on sex hormones in women: a systematic review and meta-analysis of randomized controlled trials. Breast Cancer Res.; 17(1): 139

Farren L, Belza B, Allen P, Brolliar S et al. (2015) Mall Walking Program Environments, Features, and Participants: A Scoping Review. Prev Chronic Dis; 12: E129

Febbraio MA, Pedersen BK (2002) Muscle-derived interleukin-6: mech- anisms for activation and possible biological roles. FASEB J; 16: 1335–1347

Finger JD, Mensink GBM, Lange C, Manz K (2017) Gesundheitsfördernde körperliche Aktivität in der Freizeit bei Erwachsenen in Deutschland. Journal of Health Monitoring; 2(2) DOI 10.17886/RKI-GBE-2017-027

Fletcher G, Trejo JF (2005) Why and how to prescribe exercise: overcoming the barriers. Cleveland Clinical Journal of Medicine; 72: 645–656

Fletcher GF, Ades PA, Kligfield P (2013) American Heart Association Exercise, Cardiac Rehabilitation, and Prevention Committee of the Council on Clinical Cardiology, Council on Nutrition, Physical Activity and Metabolism, Council on Cardiovascular and Stroke Nursing, and Council on Epidemiology and Prevention. Exercise standards for testing and training: a scientific statement from the American Heart Association. Circulation; 128: 873–934

Gerritsen JK, Vincent AJ (2016) Exercise improves quality of life in patients with cancer: a systematic review and meta-analysis of randomised controlled trials. Br J Sports Med; 50(13): 796–803

Gibbs BB, Hergenroeder AL, Katzmarzyk PT, Lee IM, Jakicic JM (2015) Definition, measurement, and health risks associated with sedentary behavior. Med Sci Sports Exerc; 47: 1295–1300

Graf C (2014) Sport und Bewegungstherapie bei Inneren Erkrankungen. Köln: Deutscher Ärzteverlag 4. Auflage

Graf C, Ferrari N (2015) Körperliche Aktivität, Sport und Bewegungstherapie bei (morbider) Adipositas. Der Diabetologe; 11: 457–463

Graf C, Halle M (2015) Aktuelle Aspekte im Herzsport. Der Kardiologe; 9: 67–80

Hamilton MT, Healy GN, Dunstan DW, Zderic TW, Owen N (2008) Too Little Exercise and Too Much Sitting: Inactivity Physiology and the Need for New Recommendations on Sedentary Behavior. Curr Cardiovasc Risk Rep; 2: 292–298

Harrison SL, Goldstein R, Desveaux L, Tulloch V, Brooks D (2014) Optimizing nonpharmacological management following an acute exacerbation of chronic obstructive pulmonary disease. Int J Chron Obstruct Pulmon Dis; 9: 1197–1205

Hayashino Y, Jackson JL, Hirata T, Fukumori N, Nakamura F, Fukuhara S, Tsujii S, Ishii H (2014) Effects of exercise on C-reactive protein, inflammatory cytokine and adipokine in patients with type 2 diabetes: a meta-analysis of randomized controlled trials. Metabolism; 63: 431–440

Je Y, Jeon JY, Giovannucci EL, Meyerhardt JA (2013) Association between physical activity and mortality in colorectal cancer: a meta-analysis of prospective cohort studies. Int J Cancer.; 133(8): 1905–1913

Jenkins S, Hill K, Cecins NM (2010) State of the art: how to set up a pulmonary rehabilitation program. Respirology; 15(8): 1157–1173

Johannsen NM, Swift DL, Lavie CJ, Earnest CP, Blair SN, Church TS (2016) Combined Aerobic and Resistance Training Effects on Glucose Homeostasis, Fitness, and Other Major Health Indices: A Review of Current Guidelines. Sports Med. May 3. [Epub ahead of print]

Kaati G, Bygren LO, Edvinsson S (2002) Cardiovascular and diabetes mortality determined by nutrition during parents' and grandparents' slow growth period. European Journal of Human Genetics; 10: 682 – 688

Kelly P, Kahlmeier S, Götschi T, Orsini N, et al. (2014) Systematic review and meta-analysis of reduction in all-cause mortality from walking and cycling and shape of dose response relationship. Int J Behav Nutr Phys Act; 11: 132

Kruijsen-Jaarsma M, Révész D, Bierings MB, Buffart LM, Takken T (2013) Effects of exercise on immune function in patients with cancer: a systematic review. Exerc Immunol Rev.; 19: 120–143

Kushi LH, Doyle C, McCullough M, Rock CL et al. (2012) American Cancer Society 2010 Nutrition and Physical Activity Guidelines Advisory Committee. American Cancer Society Guidelines on nutrition and physical activity for cancer prevention: reducing the risk of cancer with healthy food choices and physical activity. CA Cancer J Clin; 62(1): 30–67

Lahart IM, Metsios GS, Nevill AM, Carmichael AR (2015) Physical activity, risk of death and recurrence in breast cancer survivors: A systematic review and meta-analysis of epidemiological studies. Acta Oncol; 54(5): 635–654

Lehr S, Hartwig S, Sell H (2012) Adipokines: a treasure trove for the discovery of biomarkers for metabolic disorders. Proteomics Clin Appl; 6: 91–101

Li Y, Gu M, Jing F, Cai S, Bao C, Wang J, Jin M, Chen K (2016) Association between physical activity and all cancer mortality: Dose-response meta-analysis of cohort studies. Int J Cancer; 138(4): 818–832

Liu L, Shi Y, Li T, Qin Q, Yin J, Pang S, Nie S, Wei S (2016) Leisure time physical activity and cancer risk: evaluation of the WHO's recommendation based on 126 high-quality epidemiological studies. Br J Sports Med; 50(6): 372–378

Loprinzi PD, Sng E, Walker JF (2016) Muscle strengthening activity associates with reduced all-cause mortality in COPD. Chronic Illn. Jun 29

Madsen NL, Drezner JA, Salerno JC (2014) The preparticipation physical evaluation: an analysis of clinical practice. Clin J Sport Med; 24: 142–149

Mantoani LC, Rubio N, McKinstry B, MacNee W, Rabinovich RA (2016) Interventions to modify physical activity in patients with COPD: a systematic review. Eur Respir J; 48(1): 69–81

Matheson GO, Klügl M, Engebretsen L, Bendiksen F et al. (2013) Prevention and management of non-communicable disease: the IOC consensus statement, Lausanne. Br J Sports Med; 47: 1003–1011

Maud P, Ebbeling C, Alquist L (1995) Physiological Assessment of Human Kinetics. Human Kinetics

Mendoza L, Horta P, Espinoza J, Aguilera M et al. (2015) Pedometers to enhance physical activity in COPD: a randomised controlled trial. Eur Respir J; 45(2): 347–354

Moy ML, Danilack VA, Weston NA, Garshick E (2012) Daily step counts in a US cohort with COPD. Respir Med; 106(7): 962–969

Mulhall P, Criner G (2016) Non-pharmacological treatments for COPD. Respirology.; 21(5): 791–809

Murtagh EM, Nichols L, Mohammed MA, Holder R, Nevill AM, Murphy MH (2015) The effect of walking on risk factors for cardiovascular disease: an updated systematic review and meta-analysis of randomised control trials. Prev Med; 72: 34–43

Myers J, Prakash M, Froelicher V, Do D, Partington S, Atwood JE (2002) Exercise capacity and mortality among men referred for exercise testing. N Engl J Med; 346(11): 793–801

Literatur

Myers J, Kaykha A, George S, Abella J et al. (2004) Fitness versus physical activity patterns in predicting mortality in men. Am J Med;; 117(12): 912–918

Ngai SP, Jones AY, Tam WW (2016) Tai Chi for chronic obstructive pulmonary disease (COPD). Cochrane Database Syst Rev; 6: CD009953

Nielsen HG, Øktedalen O, Opstad PK, Lyberg T (2016) Plasma Cytokine Profiles in Long-Term Strenuous Exercise. J Sports Med (Hindawi Publ Corp); 2016: 7186137

Nyssen SM, Santos JG, Barusso MS, Oliveira Jr AD, Lorenzo VA, Jamami M (2013) Levels of physical activity and predictors of mortality in COPD. J Bras Pneumol; 39(6): 659–666

Ortega FB, Cadenas-Sánchez C, Sui X, Blair SN, Lavie CJ (2015) Role of Fitness in the Metabolically Healthy But Obese Phenotype: A Review and Update. Prog Cardiovasc Dis, 58(1): 76–86

Pate R, Pratt M, Blair SN, Haskell WL et al. (1995) Physical activity and public health. A recommendation from the centers for disease control and prevention and the American College of Sports Medicine. JAMA; 273: 402–407

Pedersen BK, Hoffman-Goetz L (2000) Exercise and the immune system: regulation, integration and adaptation. Physiol Rev; 80: 1055–1081

Pedersen BK, Steensberg A, Schjerling P (2001) Muscle-derived interleukin-6: possible biological effects. J Physiol; 536: 329–337

Pembrey M, Saffery R, Bygren LO (2014) Network in Epigenetiv Epidemiology. Human transgenerational responses to early-life experience: potential impact on development, health and biomedical research Med Genet; 51: 563–572

Pescatello LS, Franklin BA, Fagard R, Farquhar WB, Kelley GA, Ray CA (2004) American College of Sports Medicine. American College of Sports Medicine position stand. Exercise and hypertension. Med Sci Sports Exerc; 36(3): 533–553

Piepoli MF, Hoes AW, Agewall S et al. (2016) European Guidelines on cardiovascular disease prevention in clinical practice: The Sixth Joint Task Force of the European Society of Cardiology and Other Societies on Cardiovascular Disease Prevention in Clinical Practice (constituted by representatives of 10 societies and by invited experts): Developed with the special contribution of the European Association for Cardiovascular Prevention & Rehabilitation (EACPR). Eur J Prev Cardiol. 2016. pii: 2047487316653709

Rao AK, Chou A, Bursley B, Smulofsky J, Jezequel J (2014) Systematic review of the effects of exercise on activities of daily living in people with Alzheimer's disease. Am J Occup Ther.; 68(1): 50–56

Redberg RF, Benjamin EJ, Bittner V et al. (2009) American Academy of Family Physicians; American Association of Cardiovascular and Pulmonary Rehabilitation; Preventive Cardiovascular Nurses Association. AHA/ACCF 2009 performance measures for primary prevention of cardiovascular disease in adults: a report of the American College of Cardiology Foundation/American Heart Association task force on performance measures (writing committee to develop performance measures for primary prevention of cardiovascular disease): developed in collaboration with the American Academy of Family Physicians; American Association of Cardiovascular and Pulmonary Rehabilitation; and Preventive Cardiovascular Nurses Association: endorsed by the American College of Preventive Medicine, American College of Sports Medicine, and Society for Women's Health Research. Circulation; 120: 1296–1336

Rock CL, Doyle C, Demark-Wahnefried W (2012) Nutrition and physical activity guidelines for cancer survivors. CA Cancer J Clin; 62(4): 243–274

Sá-Caputo D, Gonçalves CR, Morel DS (2016) Benefits of Whole-Body Vibration, as a Component of the Pulmonary Rehabilitation, in Patients with Chronic Obstructive Pulmonary Disease: A Narrative Review with a Suitable Approach. Evid Based Complement Alternat Med; 2016: 2560710

Samitz G, Egger M, Zwahlen M (2011) Domains of physical activity and all-cause mortality: systematic review and dose-response meta analysis of cohort studies. Int J Epidemiol; 40: 1382–1400

Santos JM, Tewari S, Benite-Ribeiro SA (2014) The effect of exercise on epigenetic modifications of PGC1: The impact on type 2 diabetes. Med Hypotheses; 82: 748–753

Schuler G, Adams V, Goto Y. Role of exercise in the prevention of cardiovascular disease: results, mechanisms, and new perspectives. Eur Heart J 1013; 34: 1790–1799

Sedentary Behaviour Research Network to the editor: standardized use of the terms „sedentary" and „sedentary behaviours". Appl Physiol Nutr Metab 2012; 37: 540 – 542

Soares FH, de Sousa MB (2013) Different types of physical activity on inflammatory biomarkers in women with or without metabolic disorders: a systematic review. Women Health; 53: 298–316

Spielmanns M, Goehl O, Schultz K, Worth H (2015) Lungensport: Ambulantes Sportprogramm hilft langfristig bei COPD; Dtsch med Wochenschr; 140(13): 1001–1005

Stern C, Konno R (2009) Physical leisure activities and their role in preventing dementia: a systematic review. Int J Evid Based Healthc; 7: 270–282

Suzuki K, Nakaji S, Yamada M, Totsuka M, Sato K, Sugawara K (2002) Systemic inflammatory response to exhaustive exercise. Cytokine kinetics. Exerc Immunol Rev; 8: 6–48

Swift DL, Lavie CJ, Johannsen NM, Arena R et al. (2013) Physical activity, cardiorespiratory fitness, and exercise training in primary and secondary coronary prevention. Circ J; 77: 281–92

Tremblay MS, Colley RC, Saunders TJ, Healy GN, Owen N (2010) Physiological and health implications of a sedentary lifestyle. Appl Physiol Nutr Metab; 35: 725–740

Tremblay MS, Warburton DE, Janssen I (2011) New Canadian physical activity guidelines. Appl Physiol Nutr Metab; 36: 36–46

Van Blarigan EL, Meyerhardt JA (2015) Role of physical activity and diet after colorectal cancer diagnosis. J Clin Oncol; 33(16): 1825–1834

Veerman JL, Healy GN, Cobiac LJ, Vos T, Winkler EA, Owen N, Dunstan DW (2012) Television viewing time and reduced life expectancy: a life table analysis. Br J Sports Med; 46: 927–930

Weinheimer EM, Sands LP, Campbell WW (2010) A systematic review of the separate and combined effects of energy restriction and exercise on fat-free mass in middle-aged and older adults: implications for sarcopenic obesity. Nutr Rev; 68(7): 375–388

WHO (2015) Zimmer P, Bloch W. Sport und epigenetische Anpassungen des Herz-Kreislaufsystems Herz; 40: 353–360

Serviceteil

Stichwortverzeichnis – 42

© Springer-Verlag GmbH Deutschland 2018
H.K. Biesalski, C. Graf, *Ernährung und Bewegung – Wissenswertes aus Ernährungs-
und Sportmedizin*, https://doi.org/10.1007/978-3-662-54027-5

Stichwortverzeichnis

A

Acrylamid 4
Adipositas 27, 30
Adipozytokin 27
Aktivität
– Alltags- 28
– körperliche 25
Allergie 11
Aluminium 4
Angststörung 11
Antioxidans 4
Armut 18
Ausdauertraining 29, 31

B

Betacarotin 4
Bewegungsempfehlung 25
Bewegungsmangel 24
Body-Mass-Index 11
Borgskala 30
Brillat-Savarin, Jean Anthelme 2

C

Cholesterin 5
chronisch obstruktive Bronchitis (COPD) 33
Cordain, Loren 15

D

DASH (Dietary Approaches to Stop Hypertension) 16
Depression 11
Deutsche Gesellschaft für Ernährung 3, 7, 12

E

Eaton, Boyd 15
Einheit
– metabolische 24, 26
EPIC-Studie 6
Erkrankung
– kardiovaskuläre 6, 9
– neurodegenerative 35

F

Fettgewebe 27
Fitness 26
Fleisch
– rotes 8
Fogel, Robert 3
Food Watch 4

G

Gen-Umwelt-Interaktion 27

H

Hidden Hunger 17
Hunger
– verborgener 17
Hypermetabolismus 11
Hypertonie
– arterielle 32

I

Immunsystem 14, 18, 34
Inaktivität 28
Internationale Agentur für Krebsforschung 8
Intervalltraining 31

J

Jäger und Sammler 15
Jojo-Effekt 31

K

Kalorienverbrauch 30
Kindersterblichkeit 18
Koordinationsübung 29
Krafttraining 29, 31
Krebs 5–6, 11
– kolorektaler (Darmkrebs) 8–9
– Prävention 7

L

Leistungsfähigkeit 26
– aerobe 26
Low-Carb 14

M

Motivation 32
Muskelgewebe 27

N

Nährstoff
– Makro- 2, 14
– Mikro- 2, 12–13, 16

O

One-Repetition-Maximum 30
Överkalix-Studie 27

P

Paleo-Ernährung 15
Peroxisom-Proliferator-aktivierter Rezeptor Gamma 27
Plötzlicher Herztod 35
Provitamin A See Betacarotin

R

Reduktionsdiät 31
Risiko
– absolutes 8
– relatives 8
Robert-Koch-Institut 8

S

Sauerstoffaufnahme
– maximale 24, 26

Stichwortverzeichnis

Schwangerschaft 17
Sitzzeit 25
Sport 25
Sportmedizin 25
Stretching 29

T

Tumorerkrankung 34

U

Übergewicht 12, 30

V

Veganismus 9
Vegetarismus 9
Verbraucherschutz 4
Vitamin A 4
Vitamin B12 11
Vitamin C 5
Vitamin E 5

Z

Zytokin 27

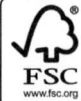

MIX
Papier aus verantwortungsvollen Quellen
Paper from responsible sources
FSC® C105338

If you have any concerns about our products,
you can contact us on
ProductSafety@springernature.com

In case Publisher is established outside the EU,
the EU authorized representative is:
**Springer Nature Customer Service Center GmbH
Europaplatz 3, 69115 Heidelberg, Germany**

Printed by Libri Plureos GmbH
in Hamburg, Germany